JN219925

認知症 *plus*
法律問題

高齢者と家族のゼミナール

小倉純正・山崎祥光　著

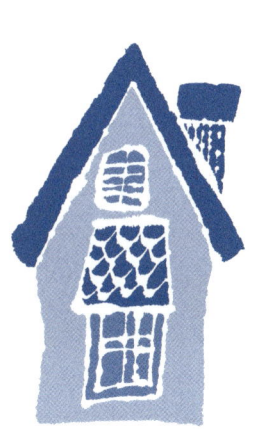

日本看護協会出版会

まえがき

　社会の高齢化が問題となって久しいですが、総務省の発表によれば、2019年5月1日現在、65歳以上の高齢者は3557万5000人と増加の一途をたどり、人口割合では28.2％と過去最高を記録したとのことです。

　今後もしばらくは高齢者の増加は続き、それに伴って死者数も増加します。厚生労働省が発表した「平成30年人口動態統計の年間推計」によれば、平成30年の死者数は136万9000人となっています。

　このような変化に伴い、高齢者特有の法律問題も多く生じています。有名なところでは、認知症の高齢者が鉄道線路に立ち入って列車に接触した事案で、介護していた家族の責任について最高裁が判断を示しました。また、認知症の高齢者が病院の窓のロックを壊して転落死した事案では、病院の賠償責任が認められました。

　残念ながら、高齢者の誤嚥や転倒・転落で医療機関・介護施設の責任が問われることは、もはや日常茶飯事となっています。現場で働く医療従事者は、こうした状況の変化を肌で感じておられるのではないでしょうか。

　本書では、このような状況を踏まえ、医療従事者の立場で最低限知っておくべき知識と考え方をまとめました。

　第1部では、日常生活で問題となる高齢者の法的問題として、高

齢者が詐欺的商法の被害にあった場合、高齢者の財産管理の問題、高齢者が犯罪行為等を行った場合の本人と家族の責任、相続と遺言の問題を取り上げます。

　読む上でイメージしやすいよう、例としてのケースを示したあとで、原則論から解説しています。ご自身の親族の問題が生じたり、患者さん・家族から相談を受けたり、また患者さん・家族の紛争に巻き込まれたりした場合にぜひ参考にしてください。

　第2部では、医療機関で患者さんに医療・看護を提供する際に出あう問題について取り上げました。

　法律問題となると、「判例はどうなっているか」というところも気になりますが、訴訟での判決は、あくまでも個別の事例につき、事後的に判断したものですので、医療の現場でそのまま使えるものではありません。また、医療の現場での判断はまさにケースバイケースで個別の状況に合わせて判断せざるを得ず、「これが正解」といえる単純な答えはありません。

　第2部でもケースを踏まえ、現場でどのような行動をとればよいかの「原則論」を示していますので、判断の指標として参考にしてください。特に転倒・転落と身体拘束、誤嚥については100％有害事象を避けることは不可能な中での事前・事後の対応を、カルテ記載の方法も含めて提案しました。また、現場での「警戒レベル」を判断する際の参考に発生リスクの高いトラブルの類型もお示ししています。

　現状では、医療現場でも高齢者に関する責任追及を受けるリスクを想定しながら対応せざるを得ません。本書で解説する原則論と考え方を踏まえて法的紛争を未然に予防し、患者・家族のための看護という本業に専念いただく一助となれば幸いです。

第1部　日常生活で出あう法律問題

日常生活で出あう
法律問題

1 ▶ 高齢者の意思表示

私の父は、現在高齢ながらも一人暮らしをしているのですが、最近、徐々に認知症の症状が進んでいるように思います。先日、自宅を訪問すると、商品が大量に山積みになっていました。どうみても父親には必要のない商品のように思われ、父に経緯を聞いたのですが、訪問販売の販売員の説明を受けて購入したと言うばかりで、全く要領を得ません。このような場合、返品などをすることはできるでしょうか?

1　はじめに

人は年齢を重ねるごとに、多かれ少なかれ、認知機能の低下等によって、判断能力が鈍り、その結果、場合によっては不適切な意思決定をしてしまうこともあります。

本項では、まずは、民法の意思表示に関する考え方について触れたうえで、不適切な意思決定に関し、どのような対応が可能なのかについて説明します。

2　原則

①▶当事者に「意思能力」がない場合は、そもそも契約は無効です。

②▶錯誤による意思表示は無効、詐欺・強迫による意思表示は取消しができます。

③▶訪問販売や電話勧誘販売等によって購入した場合には、定められた期間内であれば、無条件で、一方的に契約を解除することができる場合があります（クーリング・オフ）。

④▶日常生活において通常必要とされる分量を著しく超える商品などを購入した場合、購入後1年以内であれば、その契約を解除することができる場合があります（過量販売解除）。

3 解説

❶意思能力とは

契約は守られなければなりません。しかし、それは、契約当事者が自らの行為の結果を正しく認識する能力を持っており、その自由な意思決定に基づいて契約したことが前提となります。この「自らの行為の結果についてきちんと認識する能力」のことを意思能力といいます。

現行民法には、意思能力に関する定めはありませんが、この意思能力を欠く者が法律行為（例えば何らかの契約）をしたとしても、それは無効とされています（大判明38年5月11日）[1]。

それでは具体的に、どの程度の能力があれば、意思能力ありと判断されるのでしょうか。

一般的には、7歳程度の知的判断能力が目安になると言われていますが、意思能力の有無は、個別具体的な事案ごとに、その意思表示がなされた時点を基準として判断されるものです。

具体的には、契約締結前後の医学的な病状や診断内容（いわゆる長谷川式簡易知能スケールの結果もよく判断要素として登場します）、言動、

[1] 2017年5月に成立し、一部の規定を除き2020年4月1日施行予定の「民法の一部を改正する法律」（法律第44号）による改正後の民法（以下「改正後民法」）においては、意思能力なき者の法律行為が無効であることが明文で定められるに至りました（第3条の2）。

契約の内容や難易度（例えば、同じ売買の場面でも、お菓子を購入する場合と複雑な金融商品を購入する場合とでは、必然的に求められる意思能力の程度には差が生じます）、契約締結に至る経緯など、様々な事情を考慮しつつ、意思能力の有無が判断されます。

父は認知症だったから意思無能力だった、という主張を聞くこともよくありますが、認知症であることが直ちに意思無能力という評価に繋がるわけではありません。

認知症の進行度合いによっては、意思能力の減退が見られるものの、上記のような諸般の事情を総合的に考慮した結果、未だ意思無能力とまでは認められないというケースも多々あります。その点は留意する必要があります。

❷錯誤、詐欺、強迫

①で、意思能力とは、自らの行為の結果についてきちんと認識する能力のことであると説明しました。「意思」を形成する能力と言い換えてもよいかと思います。

次に問題となるものとしては、意思を形成する能力自体に問題はなくても、その意思を表示するに際して、間違った表示をしてしまった場合（錯誤）や意思の形成過程に問題がある場合（詐欺、強迫）です。

前者でいえば、例えば、高齢になって、注意力が落ちており、商品の購入申込みに際して、申込書に1個と書くつもりが10個と書いてしまった場合などが挙げられます。

この場合、形式的には、商品10個の売買についてお互いの意思が合致しているように見えますが、購入者としては内心は1個しか買うつもりはないので、そのような場合は、契約は無効とするもの

です（民法95条）。

　もっとも、1個しか買うつもりがなかった場合にはどんな場合でも契約は無効となってしまうと、そのような内心のことは取引相手にはわかりませんので、取引の安全性を損ねてしまいます。そのため、申込みをした人に「重大な過失」がある場合には、そのような申込者よりも取引の安全を守るべきとの発想から、契約は無効にはなりません。

　「重大な過失」に該当するかどうかの判断において、高齢者であることは、判断材料の一部とはなりますが、いくら高齢者であるとはいえ、申込書の誤記などは、重大な過失と認められてしまう場合が多いのではないかと思います。

　なお、インターネットの通信販売等の場面では、申込むつもりはなかったのに、ついうっかり申込ボタンをクリックしてしまったとか、個数を間違って入力してしまった（「1」のつもりが、二度押してしまい「11」になっていた）といった事態もありえます。

　これらが全て「重過失あり」として、有効ということになれば、消費者にとって少々酷な事態となってしまいますので、一般消費者と事業者との電子商取引においては、例外的に、申込者に重過失があっても契約は無効となります（電子消費者契約及び電子承諾通知に関する民法の特例に関する法律第3条）。

　もっとも、事業者側が、単に一度クリックしただけでは申込みとしては受け付けず、改めて、申込内容を確認するページが表示され、その確認ページにおいて、正式に申込みを受け付ける形にするなどの措置を取っている場合は、上記例外は適用されません。原則どおり、重過失があれば契約は有効として取り扱われることになります。

　次に、高齢者が、だまされて契約させられた場合は、意思の形成

過程に問題があるので、取り消すことができます（民法第96条）。もっとも、「だまされた」ということを購入者側が立証する必要があります。

虚偽説明がパンフレット等に記載されているといった例外的な場合はともかく、通常は、そういった虚偽説明は、口頭でなされていることが多く、その立証はそれほど容易ではありません。

脅されて契約させられた場合は「強迫」として取り消すことができます（民法第96条）。

❸クーリング・オフ

先ほど述べたとおり、契約は守られなければならない、というのが大原則ですが、事業者による違法・悪質な勧誘行為等を防止し、消費者の利益を守ることを目的として、「特定商取引に関する法律」（以下、「特定商取引法」）が制定されており、消費者トラブルを生じやすい一定の取引類型に関して、消費者を守る様々なルールが設けられています。

その中の1つに、クーリング・オフの制度があります。

これは、消費者が、申込みまたは契約をした後に、法律で定められた書面を受け取ってから、一定の期間内であれば、無条件で解約することができる制度です。特定商取引法上のクーリング・オフの対象取引は、訪問販売（キャッチセールスやアポイントメントセールスを含みます）、電話勧誘販売、特定継続的役務提供（エステや外国語教室、パソコン教室等）、連鎖販売取引（いわゆるマルチ商法）、業務提供誘引販売取引（内職商法、モニター商法）及び訪問購入（事業者が消費者の自宅等を訪問して、物品を消費者から買い取ること）です。

通信販売については、クーリング・オフの制度はありませんので

ご注意ください。

　クーリング・オフの期間は、取引類型によって異なります。

　訪問販売、電話勧誘販売、特定継続的役務提供、訪問購入に関しては、法律の要求を満たした申込書面または契約書面を受領した日から8日間、連鎖販売取引・業務提供誘引販売取引においては20日間となっています。

　この期間は、法律の要求を満たした申込書面又は契約書面を受領した日から起算されますので、仮に、契約日から8日間が経過していたとしても、申込書面や契約書面を受領していない場合や受領していても、クーリング・オフの対象であることその他法律の要求する記載事項を欠いている場合には、なおクーリング・オフが可能です。8日や20日経過しているからといって、すぐにあきらめるのではなく、申込書面や契約書面を確認することが重要です。

　なお、金融商品、不動産、保険等に関しては、それぞれ個別の法律でクーリング・オフ制度が導入されていますので、上記の特定商取引法の対象となる取引類型以外の場合でも、クーリング・オフが可能な場合があります。

　クーリング・オフの制度を用いて、申込みを撤回し、または契約を解除する場合には、必ず書面でその意思表示をしましょう。そして、証拠を残す意味でも、できれば内容証明郵便で、少なくとも、簡易書留や特定記録等にて送付するようにし、送付した書面のコピーを保管しておくことが重要です。

　また、商品購入時に代金をクレジットカードで支払った場合には、販売会社のみならずクレジットカード会社に対しても通知することを忘れないようにしましょう。

❹過量販売解除

仮に、訪問販売や電話勧誘販売によって契約を締結した場合で、クーリング・オフ期間を経過してしまった場合でも、その契約が、日常生活において通常必要とされる分量を著しく超える商品などを購入したというものであれば、契約締結後1年以内であれば、その契約を解除することができる場合があります（特定商取引法第9条の2）。

「日常生活において通常必要とされる分量を著しく超える」ものか否かは、購入者の属性、商品の属性等個別具体的な状況から判断されることになりますが、例えば、一人暮らしの高齢者が、布団を5組も購入したようなケースでは、「日常生活において通常必要とされる分量を著しく超える」と判断される可能性が高いでしょう。

もちろん、申込者に当該契約の締結を必要とする特別の事情があったときは、解除はできません。上記の例で言えば、高齢者が、布団を5組購入したのは、夏休みに長男一家が泊まりに来るため、長男一家の分の布団を準備するためであったという場合には、過量販売解除はできないことになります。

❺その他の救済手段

特定商取引法の対象取引において、クーリング・オフ期間を経過してしまった場合や過量販売解除の期間を経過してしまった場合でも、勧誘の際、事業者が事実と異なる説明をし、または重要な事実について故意に言わなかった場合には、契約を取り消すことができます（特定商取引法第9条の3）。

また、特定商取引法の対象取引に限らず、消費者契約において、事業者が、重要事項について事実と異なる説明をした場合や、将来における変動が不確実な事項につき断定的判断を提供した場合

（「今買っておけば100％値上がりします!」など）、自宅に来たセールスマンに対し、もう帰ってほしいと告げたにもかかわらず、セールスマンが退去せず、消費者が困惑して、やむなく契約をした場合、又は取引の分量等が通常想定される分量等を著しく超える場合も、一定の期間内に限り、契約を取り消すことができます（消費者契約法第4条第1項ないし第4項）。

さらに、2018年の消費者契約法の改正により、高齢者が、加齢や心身の故障により判断力が著しく低下していることから、現在の生活の維持に過大な不安を抱いていることを知りながら、不安をあおり、契約を締結しなければ現在の生活の維持が困難になると告げた場合（「今のうちに投資用のマンションを購入しておかないと、年金収入だけでは今のような生活を維持できない」と告げて、高額なマンションを購入させた場合など）は、その契約を取り消すことができます（改正後の消費者契約法第4条第3項第5号。施行日は2019年6月15日）。

4　まとめ

・高齢者が契約トラブルに巻き込まれた場合、当該高齢者が認知症等により、意思能力も有しない状況であれば、当該契約は無効。
・判断能力が低下しており、適切でない契約、不要な契約を締結してしまったような場合も、クーリング・オフ制度を始めとして、様々な消費者保護の制度がある。
・万一の場合は、国民生活センターや各都道府県の消費生活センター、弁護士等に相談する。
・クーリング・オフなど期間制限がある場合もあるので、1日でも早く相談を!

**〜振り込め詐欺や契約トラブルに
巻き込まれないために〜**

　警察庁によれば、振り込め詐欺を始めとする「特殊詐欺」の被害状況は、警察が把握した数（認知件数）だけで、1万6496件、金額にして、なんと363億円（うち、振り込め詐欺が356億円）にも上っているそうです。金額的には近時のピークである2014年の565億円から減少してはいるものの、認知件数では、2004年に約2万5000件あったのが、2010年には7000件弱まで減少したのち、再び増加傾向にあります。ニュースやテレビコマーシャルその他様々な媒体で、振り込め詐欺被害にあわないためのPR活動がなされていますが、それでもこれだけ多くの被害が出ています。

　「自分はしっかりしているから大丈夫」。

　そう思っている人こそ注意すべきです。本当に焦ってしまったときは、普段では考えられないような対応をしてしまうことがよくあります。「いつ自分もだまされるかわからないからくれぐれも注意しなければ」という気持ちを常に抱いておくことが重要です。

　また、親が契約トラブルに巻き込まれた後になって、「なぜ、契約する前に自分に相談してくれなかったのか」といった、親を責めるような発言をする方もいます。でも、それは何でも気軽に相談できる状況を作れていなかったということの裏返しでもあり、ご自身にも責任の一端はあるのではないでしょうか。「あの子はいつも忙しそうだから、こんな相談したら悪いわ」と気を遣わせたりしていないでしょうか。やはり普段から気軽にコミュニケーションをとれる環境を維持するということも必要です。

　家族で合い言葉を決めておくとか、普段から留守番電話にしておいて知らない番号からの電話は取らないとか、方法は様々ですが、そのように少しでも日頃から詐欺被害を意識し、また、緊密なコミュニケーションを図るなどして、詐欺被害や契約トラブルに巻き込まれないようにしましょう！

2 ▶ 高齢者の財産管理

①▶父親は認知症なのですが、最近、その症状がどんどん進んできて、キャッシュカードや通帳、銀行届出印、実印などもきちんと保管できない状況になっています。このような場合、父の財産を娘の私が管理することはできるのでしょうか?

②▶母親は今のところ、判断能力に問題はありませんが、足腰が弱ってきており、今までのように、一緒に銀行に手続きに行ったりすることが難しくなってきました。また、今は判断能力に問題はなくても、いずれは父のように認知症になってしまうおそれがあります。今のうちに、何かできる対応策はありますか?

1 はじめに

　高齢になると、自分自身で財産の管理ができなくなる場合も発生してきます。このような場合に、法律上はどのような対応が可能なのか、判断能力がなくなり、自分自身で管理ができなくなった場合の対応と、そのような状態にまでは至っていない段階での事前の対応について、説明します。

2 原則

①▶父親に日常的に判断能力がない場合は、家庭裁判所に成年後見

人の選任の申立をし、家庭裁判所が娘を成年後見人に選任した場合には、娘が父親の財産を管理することができるようになります。父親の能力面が、日常的に判断能力がない状態には至っていなくとも、著しく不十分な場合は、家庭裁判所に保佐人選任の申立をすることができます。家庭裁判所が娘を保佐人に選任した場合は、裁判所が定めた特定の行為に限り、娘が父親を代理することができます。

②▶母親が、頭はしっかりしているが、足腰が弱くなってしまったなど、身体的な問題で外出が困難になり、事実上、自分の財産を自分自身で管理できていない、という場合であれば、娘が母親から委任を受けるなどの方法により、母親に代わって娘が母親の財産を管理することが可能です。また、母親の能力面は、今はまだ問題はないが、将来判断能力が失われる場合のことを考慮して、事前に手当しておきたいという場合は、任意後見契約を締結することや信託の制度を活用することが考えられます。

3 解説

❶成年後見人、保佐人

判断能力を失っている場合は、意思無能力であり、有効に法律行為を行うことができませんので、父親から娘に対して個別に代理権を授与することも、娘との間で財産の管理を委任する契約を締結することもできません。もちろん、世の中では、家族で相談をして、事実上、父親の財産を娘が管理しているという場合も多々あろうかとは思いますが、法的には娘には代理権はなく、父親の代わりに財産を管理することは当然には認められません。

このような場合は、家庭裁判所に対して、成年後見人の選任を申

し立てることになります。申立に際しては、成年後見人の候補者を推薦することができ、そのような推薦の結果、娘などの親族が成年後見人に選ばれることもあります。

親族間に争いがあるケースや財産の管理に専門性が求められるケースなどでは、当事者の推薦にかかわらず、裁判所が弁護士、司法書士などの専門家の中から選任することもあります（未成年者や破産者は成年後見人になることはできません）。また、状況次第では、成年後見人の業務を監督する成年後見監督人が選任される場合があります。

成年後見人が選任されると、財産の管理権は全て成年後見人に移ります。

他方、成年後見人には成年被後見人（本人）の財産を管理する管理責任も生じ、最低でも1年に1回は成年被後見人の財産の状況や管理状況等を家庭裁判所に報告する必要があります。

成年後見人、成年後見監督人は、家庭裁判所に対し、後見業務の対価としての報酬を求めることができ、具体的な金額は、報酬付与の申立がなされた後、後見業務の内容等も考慮しつつ、家庭裁判所が定めることになります。一般的には月額2〜3万円のケースが多いとはされていますが、業務内容や財産額等の個別事情により異なりますので、その点ご留意ください。

日常的に判断能力がない場合は、上記のとおり、成年後見人が選任されることになりますが、日常的に判断能力がない状態には至っていなくとも、その判断能力が著しく不十分な場合は、家庭裁判所に保佐人選任の申立をすることができます。

保佐人には法律上当然に代理権が付与されているわけではありませんが、家庭裁判所が個別の審判で特別に代理権を与えた法律行為については、保佐人が被保佐人に代わって意思表示をすることが可

能です。

❷事前の対応策

ア 財産管理委任契約

　高齢者といえども、物事を判断する能力があり、自らの意思を人に伝えることができる限り、有効に法律行為を行うことができます。

　そのような場合には、例えば、母親が娘に対し、「私名義の××銀行××支店の定期預金（口座番号××××）を解約して、現金で受領してくること」について、個別に代理権を与えることもできますし、より広い範囲で、資産を特定したうえで、その資産の管理を依頼する内容の財産管理委任契約を締結して、自らの財産の管理について、包括的に娘に委任することも可能です。

　財産管理委任契約について、その方式に特別な決まりはありませんが、公正証書の形で作成しておくと、公証人により母親の意思確認がなされることになりますので、後日、他の兄弟姉妹から、そのような委任契約は母親の本心に基づくものではない、などといった主張がなされることを一定程度防止する効果があります。

　もっとも、このような包括的な財産管理委任契約を締結後、委任者が判断能力を失った段階でも、なおこの委任契約の効力が有効に存続するかについては疑問の余地があります。

　実際上も、金融機関等から、委任者本人の意思確認を求められる場合もありますので、この契約を結んでおけば、何があっても大丈夫というものではありません。また、財産管理委任契約は、その名の通り、財産の管理について委任するものであり、委任者の生活、療養や介護などに関する法律行為を行うこと（身上監護）は対象と

なりません。

　財産管理委任契約を締結したとしても、本人の生活環境の整備や施設等への入所契約等は、財産管理委任契約に基づいて受任者が当然に代わりに行うことができるわけではありません。

イ　任意後見契約

　高齢者が日常的に判断能力がない状態に陥ってしまった場合は、法律行為を行うためには上記のとおり成年後見人を選任してもらうしか選択肢はありません。

　しかし、成年後見人は家庭裁判所によって選任され、しかも選任される成年後見人については、申立の際に候補者を推薦することは可能ではあるものの、必ずしも推薦した候補者が選任されるわけではなく、弁護士や司法書士などのそれまで本人とは何ら面識のなかった第三者が選任される場合もあります。

　そこで、本人が、判断能力が低下する前の段階で、自分が判断能力を失った場合に自分の財産を管理してほしい人を予め選んでおくことができる制度があります。これを「任意後見制度」といいます。

　手続としては、本人が、財産を管理してほしい人（**任意後見受任者：契約を結んで任意後見人になることを了承した者**）との間で、あらかじめ任意後見契約を締結しておき、その後、本人の判断能力が失われた段階で、親族や任意後見受任者が、家庭裁判所に、任意後見監督人の選任を申し立てます。

　そして、家庭裁判所が、本人の判断能力が失われたと認め、任意後見監督人を選任すると、任意後見契約の効力が生じ、任意後見人による任意後見事務がスタートします。任意後見契約は公正証書で作成しなければなりません。また、代理権を与える範囲についても

具体的に記載しておく必要がありますので、注意してください。

　任意後見制度の場合は、上記の通り、自らが任意後見人を選任できるうえ、その具体的な後見の内容についても契約で定めることができますし、そのような契約で定められた内容に沿って任意後見人が適切に後見事務を行っているかを任意後見監督人が監視監督することが担保されています。その点でもメリットと言えます。

ウ │ 信託契約

　ところで、財産管理委任契約であれ、成年後見であれ、任意後見であれ、これらはいずれも、本人以外に財産を管理させるという点にポイントがあり、財産それ自体は、本人が所有したままです。

　それとは異なり、財産自体を動かしてしまう方法として、「信託」というものがあります。これは、ある人（委託者）が、信頼できる人（受託者）に対して、財産を移転し、受託者において、委託者が設定した目的に従って、委託者が指定する人（受益者）のために、託された財産の管理等を行うものです。

　一般に信託と聞くと、信託銀行を思い浮かべる方も多いかとは思いますが、親族が受託者となるような場合など、業として行わない場合は、信託業の免許、登録なく、受託者となることができます。

　基本的には、本人（委託者）と受託者との間で信託契約を締結することになりますので、その時点では、本人（委託者）に判断能力が備わっていることが必要ですが、いったん受託者に財産が移転してしまえば、その後、本人（委託者）が判断能力を失ったとしても、受託者は、当初に委託者が設定した目的に従って、信託財産を管理することができます。

　活用例としては、母親が賃貸マンションを所有している場合など

は、娘を受託者、母親自らを受益者として信託契約を締結し、マンションの名義も娘に移転することによって、以後は、娘がマンションの修繕や賃借人に対する賃料の請求を行うことができます。

万一、賃借人に賃料滞納が生じ、明け渡しを求める場合なども、娘が当事者となって、建物明渡訴訟を提起することができます。

また、信託の利点としては、信託契約において、自らが亡くなった場合に、次に受益権（投資信託の運用収益などの利益を受益者が受ける権利）を取得する者を指定できる点があります。この点は遺言と同じですが、信託の場合は、さらに、一定の条件はあるものの、自分が亡くなったら配偶者に、さらに配偶者が亡くなった場合には自分の甥に、というように、二段階先の財産の承継についても指定できます。

信託については、このように比較的柔軟に制度を設計できますので、自由度は高いといえますが、制度としては普及途上であり、取り扱いも増加しているものの、未だ裁判例等も少なく、安易に信託契約を締結した場合に、後日、思いがけない問題が生じる場合があります。信託契約の締結に際しては、法務の観点からも、税務の観点からも、信託契約に精通した専門家に相談されることをお勧めします。

エ 死後事務委任契約

これまでに説明した上記の各制度は、本人が存命の間の財産の管理の問題です。本人が死亡した場合は、成年後見人、任意後見人、財産管理委任契約の受任者のいずれについても、一定の場合を除き、原則としてその権限は失われます（信託の場合は信託契約の内容によります）。

したがって、自らが亡くなった後の事柄（役所への諸手続、葬儀関連、医療機関や施設の費用の精算等）についても、信頼できる人に依頼しておきたいという場合は、その信頼できる人との間で、死後事務委任契約を締結することによって、そのような事項について、その信頼できる人に委ねることができます。

　高齢者ご自身の立場から、自らの判断能力に問題がない場合に、将来について万全を期すということであれば、①財産管理委任契約（判断能力に問題はないが、財産管理を任せるもの）、②任意後見契約（判断能力が失われた後の後見人を定めるもの）及び③死後事務委任契約（死亡後の諸手続等を依頼するもの）をまとめて契約するというのも1つの方法です。

4　まとめ

・高齢者の財産管理に関しては、既に日常的に判断能力が失われてしまっている場合は、成年後見制度の利用しか対応策はない。

・他方、その段階に至る前であれば、財産管理委任契約、任意後見契約及び信託契約等の様々な対応が可能。

・相続も考慮しつつ、早め早めの対応、相談が重要。

コラム　〜財産管理は大変だ〜

　法律上は、成年後見制度など、判断能力がない人に関する財産管理制度はありますが、本文でも少し述べたとおり、家族で相談をして、事実上、父親の財産を娘が管理しているという場合も多々あります。

　確かに、家族全員が良好な関係を築いている場合はそれでもよい

かもしれません。

　しかし、弁護士の立場でよく目にするのが、一部の相続人が、被相続人の財産を管理していた他の相続人の使い込みを疑って、被相続人の通帳からの出金について、こと細かな資金使途の説明を求める場面です。管理している側も、親の面倒をみること自体には問題はないものの財産管理まではやりたくないと思いつつ、身近にいるため仕方なく管理しているというケースもあります。しかも身内同士の話であることもあり、全ての支出について領収証を残しているわけでもありません。また、全部が全部父のために使っているわけではないこともあり得ます（父のものを買うときに、一緒に自分のものも父のお金で買っているということもあるでしょうし、父の了承を得て、父のお金で父と旅行に行ったということもあるかもしれません。）。

　さらに、このような財産管理が長期間にわたっていると、かなり昔の出金についても説明を求められることもあります。そのような古くからの細かい説明を求められると、「今さら10年前に出金されたこの5万円は何に使ったのかなんて覚えているわけがないでしょう！」と怒りたくなる気持ちもわからなくはありませんが、やはり他人の預金を管理している以上、使途について説明できなければ、使い込みを疑われることとなり、下手をすれば、他の相続人から、使途不明金について不当利得返還請求訴訟を提起されることにもなりかねません。

　他人の財産を管理する、というのはそれくらい責任重大なことなのです。

　他人の財産の管理を甘く見ていると、痛い目に遭いますので、将来相続人になる人全員と確実に良好な関係を保てている場合は別としても、そうでない限りは、くれぐれもご注意ください。

3 ▶ 高齢者の危険行動等と家族の責任

①▶高齢の父が自動車を運転して、事故を起こしてしまいました。高齢者であっても、やはりそれを理由に父の責任が軽減されるようなことはないのでしょうか?

②▶認知症を患っている父が、昼間に徘徊して線路内に立ち入り、電車を止めてしまい、鉄道事業者に大きな損害を与えてしまいました。このような場合に、家族がその責任を問われるようなことがあるのでしょうか?

③▶一人暮らしをしていた父が、アパートで亡くなりました。発見が遅かったこともあり、賃貸人から多額の原状回復費用や事故物件扱いとなったことによる家賃収入の減少分の損害賠償を求められています。父の相続人である私が、このような費用を負担しなければならないのでしょうか?

1 はじめに

　高齢者については、自動車運転、徘徊、万引き等の危険な行動をする可能性があり、また、賃借物件で人知れず亡くなっていた場合には、賃貸人との間でのトラブルが生じるケースもあります。また、このような高齢者の危険行動により実際に第三者に損害が生じた場合に、その家族が責任を問われる可能性もあります。以下、説明します。

①▶高齢者が交通事故を起こした場合、認知症等で全く自らの行動について認識できていないような場合を除き、民事上の責任は免れず、加害者が高齢であるという理由で、その損害賠償義務が軽減されることもありません。

②▶認知症を患っており、自らの行動について認識できていない者が第三者に損害を生じさせた場合は、その者を監督する責任を負っている者が損害を被った第三者に対して損害賠償義務を負う場合があります。

③▶賃借人が賃貸人に対して損害賠償責任を負うのは、賃借人に故意や過失がある場合です。自死の場合であれば別ですが、単に病気で亡くなった場合には、特別な事情がない限り、賃借人には故意はもちろんのこと過失も認められませんので、特別な事情がない限り、賃貸人に対して、病死対応に伴う原状回復費用や家賃収入減少分の損害賠償を支払う義務はありません。

3　解説

❶高齢者と自動車事故

　高齢者による自動車事故の増加に伴い、現在では、75歳以上の者が免許を更新する場合や75歳以上の者が認知機能の低下により生じやすい一定の違反行為をした場合に、「認知機能検査」を受けることが義務付けられており、一定の場合には、免許の更新が認められなかったり、免許が取り消されたりする制度が設けられていま

す。

　しかし、このような免許の更新が認められないケースや免許の取り消しにまでは至らなくても、加齢により動体視力や判断能力が低下するなどして、事故を起こしてしまうケースもあります。

　事故を起こした場合、免許の取消や停止などの行政上の責任の他に、刑事上の責任や民事上の責任が問題となります。

　通常、自動車事故を起こし、人に怪我を負わせた場合は、過失運転致死傷罪（自動車運転死傷行為処罰法第5条）に該当し、7年以下の懲役もしくは禁錮又は100万円以下の罰金に処せられる可能性があります。

　もちろん、責任能力（物事の善悪を判断し、それに従って行動する能力）がなければ心神喪失として罪に問われることはなく、責任能力が著しく低い場合は、心神耗弱として減刑されることになりますが、そのような場合でない限り、高齢者であるからといって、それだけで当然に刑事責任が軽くなったりすることは基本的にはありません。

　同様に、自動車事故を起こし、第三者に損害を生じさせた場合には、民事上の損害賠償責任が生じますが、高齢者であっても、民法上の責任能力（不法行為責任を負う前提としての能力）が認められる限り、やはり、法的な責任は免れません。

　一般に、交通事故に基づく損害賠償責任が問題となる場合、過失相殺も議論の対象となりますが、この過失相殺の検討に際しても、被害者（歩行者）が高齢者である場合であればともかく、運転者が高齢者であった場合には、高齢者であるということが、当然に高齢者にプラスに働くということはありません。

　裁判所からすれば、加齢により動体視力や判断能力が低下している状況であるにもかかわらず、免許を返納したり、運転を控えるこ

ともせずに、自らの意思で自動車を運転していた以上、そのような状況であったことを高齢者側に有利に取り扱う必要はないと判断しているものと思われます。

　ちなみに、自動車事故を起こし、他人に怪我を負わせた場合、過失ある運転者が責任を負うのは当然ですが、それにとどまらず、被害者救済の観点から、「運行供用者責任」というものが定められており（自動車損害賠償保障法第3条）、運行供用者は、原則として運転者とともに、被害者が被った怪我による損害を賠償する義務を負います。そして、加害自動車の所有者はこの運行供用者として、責任を負う場合があります（実際上は、原則として責任を負うと思われたらよいでしょう）。

　もし、あなたが、あなた名義の自動車を父親が運転することを容認している場合、万一父親が交通事故を起こし、他人に怪我をさせた場合は、その損害を賠償する責任はあなたが負うことになる、ということを覚悟していただく必要があります。

　自動車は確かに極めて便利な乗り物ではありますが、適切に運転がなされることが大前提です。万一事故を起こした場合は、何の罪もない多くの第三者の命を一瞬で奪ってしまう可能性もありますし、事故を起こした者の家族にも多大な影響を与える可能性があります。

　高齢者自身はもとより、高齢者の家族も、高齢者の判断能力等の状況を正しく把握し、運転を続けることが危ないと感じた場合には、免許の返納等についても真剣に検討いただくことが必要です。

❷高齢者の徘徊と家族の責任

ア 高齢者の徘徊

高齢者の認知症の症状が進んだ場合、徘徊が見られることもあります。徘徊が、家の中での徘徊にとどまっている限りにおいては、第三者に迷惑を掛けることはありませんが、外を徘徊する場合は、行方不明になったり、川や溝に落ちたり、交通事故にあったりする危険があります。

そのような事故の被害者になるだけでなく、例えば、スーパーで精算前の食品を食べてしまったり、誤って店舗等の設備を壊してしまったり、さらには、立ち入り禁止の場所に立ち入り、当該場所を管理する者の業務を妨害してしまったりする場合など、高齢者が第三者に損害を生じさせることもありえます。

このような場合、p30~33でも触れましたとおり、民法上の責任能力（不法行為責任を負う前提としての能力。一般的には、12~13歳程度の能力と言われています）を備えている限りは、高齢者自らがその行為により生じた損害を賠償する義務を負います（民法第709条）。

他方、認知症が相当程度進行しており、そのような意味での責任能力が認められない場合には、その行為者たる高齢者は、損害賠償責任を負いません（民法第713条）。

イ 家族の責任

では、認知症の高齢者に責任能力が認められず、行為者たる高齢者が損害賠償責任を負わない場合、誰もその責任を負わないのでしょうか。

民法上、責任能力のない幼い子供や認知症が進んだ高齢者（以下

責任無能力者）が第三者に損害を生じさせたものの、本人は責任能力がなく、損害賠償責任を負わない場合、その責任無能力者を監督する法定の義務を負う者は、その義務を怠らなかった場合や、その義務を怠らなくても損害が生じていたであろう場合を除き、その責任無能力者が第三者に加えた損害を賠償する責任を負うものとされています（民法第714条）。

　また例えば、責任無能力者と同居する配偶者であるからといって、当然に、責任無能力者を監督する法定の義務を負う者に該当するわけではないものの、他方で、法定の監督義務者に該当しない者であっても、責任無能力者との身分関係や日常生活における接触状況に照らし、第三者に対する加害行為の防止に向けて、その者が責任無能力者の監督を現に行い、その態様が単なる事実上の監督を超えているなど、その監督義務を引き受けたとみるべき特段の事情が認められる場合には、法定の監督義務者に準ずべき者として、民法第714条第1項が類推適用されると判示する最高裁判例が存在します（最判平成28年3月1日判例時報2299号32頁）。

　この最高裁判例の事案は、認知症で徘徊癖のある高齢の男性Aが妻と愛知県内にて同居しており、また、子供達は全員独立していたが、横浜在住の長男の妻が、横浜からA宅の近隣に転居し、Aの妻とともにAの介護をし、長男も1か月に3回程度週末にA宅を訪れていたという状況において、Aは、その妻と長男の妻が目を離したすきに外出し、その後、Aが鉄道駅構内の線路に立ち入り、列車と接触して死亡し、この接触事故により鉄道会社に障害が生じたというものです。

　裁判では、鉄道会社からAの妻及び長男に対し、監督義務者としての損害賠償義務があるとして損害賠償請求がなされ、この両名に

監督義務者としての責任があるか否かが争点となりました。

第一審ではAの妻及び長男のいずれについても損害賠償責任が認められ、第二審（控訴審）ではAの妻のみ責任が認められ、最終的に、最高裁では、Aの妻及び長男のいずれについても責任は認められませんでした。

しかし、最高裁も、あくまでも、この事案について、様々な事情から責任を否定したものであり、一般論としては、むしろ、一定の場合には、家族が責任を負う場合があることを正面から認めていますので、認知症の高齢者の家族にとっては、決して無視できない判例です。

判決において、「監督義務を引き受けたとみるべき特段の事情」がある場合には、法定の監督義務者に準ずべき者として、民法714条第1項が類推適用されるとされており、果たして、どのような具体的な事情があれば、「監督義務を引き受けたとみるべき特段の事情」があると認められるのか、現時点では事例の集積もなく定かでなく、今後の裁判例の蓄積が待たれるところです。

なお、高齢者自身に責任能力が認められ、責任を負う場合であっても、それとは別途、家族等の関係者において、何らかの過失が認められる場合には、民法第714条とは別に直接的に損害賠償責任を負う場合もありますので、この点も注意が必要です。

❸孤独死

近時は、高齢者が一人暮らしをしているケースも多く見受けられますが、そのような状況において、脳梗塞、心筋梗塞その他、何らかの原因で、入居者が死亡してしまったにもかかわらず、なかなかその事実が発覚せず、一定期間経過した後になってようやく発覚す

るというような場合もあります。

　賃貸借契約においては、賃借人が亡くなったとしても、それによって当然に契約は終了せず、賃借人の相続人（例えば賃借人の子供）が、賃借人としての地位を承継することになります。

　そして、賃借人の相続人としては、通常、その賃貸借契約を存続させる必要はないことから、賃貸借契約を解約して、賃貸人に部屋を明け渡すことになりますが、入居者が室内で亡くなり、かつ、その亡くなっていることが一定期間発見されなかったような場合は、その部屋について、特別な清掃、内装修繕やお祓いなど様々な通常とは異なる特別な対応を余儀なくされることがあり、その費用を賃借人の地位を引き継いだ相続人に請求してくる場合があります。

　また、次の賃借人との関係においても、いわゆる事故物件として、相場よりも安い賃料でしか借り手が付かず、その差額分の損害を被ることも多く、賃貸人から賃借人（相続人）に対して、その費用負担を求められることがあります。

　もっとも、賃借人側がそのような費用を支払う義務を負うのは、賃借人側に賃貸借契約上の義務違反があり、その義務違反に関し、故意や過失が認められる場合です。しかし、通常の病気による賃借人の死亡の場合は、特別な事情がない限り、賃借人には故意はもちろんのこと過失が認められることはあまりないものと思われます。

　そのように亡くなった賃借人に何らの過失も認められない場合には、その亡くなった賃借人の賃借人たる地位を承継した相続人としても、上記のような費用を負担する義務はありません。

4 まとめ

- 高齢者は、自動車運転、徘徊、万引き等の行動に及ぶ場合がある。
- 特に、高齢者の自動車事故については、極めて深刻な事態を生じさせるおそれがある。
- 高齢者が第三者に対して、損害を生じさせた場合、高齢者自身はもちろんのこと、場合によっては、家族が損害賠償責任を負う場合もある。
- 高齢者の家族においても、高齢者が第三者に損害を生じさせることがないよう、十分に配慮し、対応策を取る必要がある。

コラム ～運転免許返納制度～

　近時、高齢者が運転する自動車による事故で死傷者が生じるケースがよく報道されています。民事の問題に限れば、損害賠償については加入している自動車保険によって賄われ、行為者自身に損害は生じないということもあり得るところですが、他人に怪我をさせ、あるいは死に至らしめたという事実は消えることがありませんし、刑事責任も問われる場合があります。そこで、そのようなことにならないよう、運転免許を返納する制度の活用も考えられるところです。

　ただ、家族が、やみくもにそれを高齢の親に勧めても、かえって親が反発して、かたくなな態度をとってしまうことがあります。

　親にとっても、運転免許証を返納する、運転をやめるということに、便利な移動手段が失われるという側面、自らの衰えを突き付けられ、自覚させられるという側面、免許証という便利な写真付き身分証明書を手放すこととなるという側面など、いろいろなマイナス

の側面があります。

　長く運転してきた人、主観的には運転技術に衰えはないと思っている人にとっては、簡単に決断できることではありません。

　しかし事故が起こってからではもう遅いのです。やはり早めの対策が必要です。そして、半ば強引に強制的に返納させても、本人が本当に理解していなければ、これまで運転してきたという思いから、その後も無免許で運転してしまうケースも見受けられるところであり、これでは本当の意味の解決にはなりません。

　そこで、返納を勧める家族としても、交通事故回避のための返納の必要性を丁寧に説明しつつ、返納する親の立場にも立って、返納に伴うマイナス面をどのようにカバーしていくか、ということを一緒に検討していく必要があります。

　具体的には、現実に移動手段として車を頻繁に用いていたのであれば、その代替手段をどうするか（家族によるサポート、公共交通機関その他の代替交通機関の利用〔返納者に割引サービスを提供している事業者もあります〕）などを検討します。

　免許証に写真付き身分証明書としての価値を見出しているのであれば、「運転経歴証明書」の発行を受ける、といったことを一緒になって検討し、返納を勧めていく必要があります。

　認知症に罹患していない高齢者においても、返納について理解してもらうのは大変ですが、認知症の方の場合は、本人の理解自体が難しくなるため、より一層理解してもらうのは困難になります。このような自動車を運転する認知症患者の家族に向けて、「認知症高齢者の自動車運転を考える家族介護者のための支援マニュアル©」[1] が公表されていますので、あわせてご紹介させていただきます。なお、印刷物の配布は実施しておらず、ホームページからのダウンロードでのみ入手可能です。

1)「認知症高齢者の自動車運転を考える家族介護者のための支援マニュアル©」国立長寿医療研究センター　長寿政策科学研究部
http://www.ncgg.go.jp/cgss/department/dgp/

4 ▶ 相続問題と遺言

①▶この度、父が亡くなってしまいました。今後、どのように遺産分割を進めていけばよいでしょうか。

②▶父が亡くなりましたが、父は友人の借金の保証人になっており、その友人が借金を返せなかったために、父が保証人として多額の債務を負担していることがわかりました。この場合、どのように対応すればよいでしょうか。

③▶父が亡くなった後、父の遺品を整理していたら、父の字で「遺言書」と書かれた封筒が見つかりました。私は、これからどうしたらよいのでしょうか。勝手に開封してもよいのでしょうか。

1 はじめに

　人が亡くなった場合には、相続が発生します。相続手続の概要と生前に財産の相続方法等を定めることができる遺言について、説明します。

2 原則

①▶遺言があれば遺言に従うことになりますが、遺言がない場合には、法定相続人全員で話し合いをして、遺産の分割方法を決めることになります。

任意の話し合いがまとまらなければ、家庭裁判所での調停委員を交えた話し合いである遺産分割調停を行い、それでも合意できなければ、家庭裁判所が審判によって、遺産分割内容を決定することになります。

②▶相続人は、相続を放棄することやプラスの財産の範囲内でのみ被相続人の債務を引き受ける限定承認という手続きを申し立てることができます。
　これらは、自らが相続人となったことを知った後3か月以内に、家庭裁判所に申述することが必要ですので、相続放棄や限定承認を検討する場合には、その期間制限に注意が必要です。

③ア▶遺言書が自筆で作成されたものであれば、家庭裁判所に「検認」を申し立てることが必要です。なお、封筒が糊付けされているなど、封じられている場合は、開封してはいけません。開封することなく、検認の申立をしてください。
　公証人が作成した公正証書遺言であれば、検認の手続は不要です。

　イ▶遺言が封じられておらず、その内容を知ることができる場合で、もし、自分に不利な内容の遺言であっても、絶対に破ったり隠したりしてはいけません。遺言を破棄したり隠匿したりした場合、その相続人は、相続人たる資格を失うことになります。

　ウ▶遺言の内容にもよりますが、基本的には、遺言で遺言執行者が定められていれば遺言執行者が、遺言の内容を実現する業務を行います。遺言執行者が定められていなければ、家庭裁判所に、遺言執行者の選任を求めることになります。

3 解説

❶法定相続人の範囲

　法定相続人となりうる人は、被相続人（亡くなった人、相続される人）の配偶者と一部の血族（血縁関係にある人。養子縁組に基づくものも含みます）です。配偶者は必ず相続人になりますが、血族については、相続人となる順位が決まっており、優先する順位の血族がいる場合は、それより優先順位の低い血族は相続人になりません。

　血族の優先順位は以下のとおりです。

　第1順位　死亡した人の子供（子供が既に死亡しているときは、その子や孫〔**代襲相続**〕）

　第2順位　死亡した人の直系尊属（父母や祖父母等）

　第3順位　死亡した人の兄弟姉妹

　　　　　　（その兄弟姉妹が既に死亡しているときは、その人の子供）

　被相続人に子供がいれば、被相続人の父母や兄弟姉妹は相続人にならず、また、被相続人に子供はいないが、被相続人の父母が存命の場合は、父母が相続人となり、被相続人の兄弟姉妹は相続人になりません。

　なお、相続開始「後」に、相続人の1人が亡くなった場合は、代襲相続の問題とはならず、その相続人の相続分を、その相続人の相続人が相続することになります。

　また、相続人が誰もいない場合は、被相続人の財産は、被相続人と特別の縁故があった者（特別縁故者）に財産の全部又は一部が分与される場合がありますが、そうでない限り、国庫に帰属することになります。

❷法定相続分

　法定相続分とは、法律で定められた各相続人の取り分のことを言います。もっとも、これは最終的に審判で裁判所が遺産分割内容を定めるときにこの割合により分割することとなるものであり、任意の協議や調停において、これとは異なる内容で合意しても構いません。

(1) 配偶者と子供が相続人である場合

　配偶者：2分の1　子供：2分の1

　子供が複数いる場合は、全員で2分の1となり、子供同士では均等です。

　子供が先に亡くなっており、孫が代襲相続する場合も、まずは子供を基準として各子供の法定相続分を算出し、その分を孫が代襲相続します。

(2) 配偶者と直系尊属が相続人である場合

　配偶者：3分の2　直系尊属：3分の1

　直系尊属が2人以上のときは全員で3分の1となり、直系尊属同士では均等です。被相続人に実父母と養父母がいるときも、実父母と養父母は権利は平等です。

(3) 配偶者と兄弟姉妹が相続人である場合

　配偶者：4分の3　兄弟姉妹：4分の1

　兄弟姉妹が2人以上のときは全員で4分の1となります。両親を同じくする兄弟姉妹のみの場合は、兄弟姉妹同士では均等。両親を同じくする兄弟姉妹と片親のみを同じくする兄弟姉妹がいる場合は、前者と後者は2対1の割合となります。

(4) 配偶者がいない場合（配偶者が先に亡くなっている場合を含む）

　第1順位の相続人がいればその者が、第1順位の相続人がいなけ

【例①】

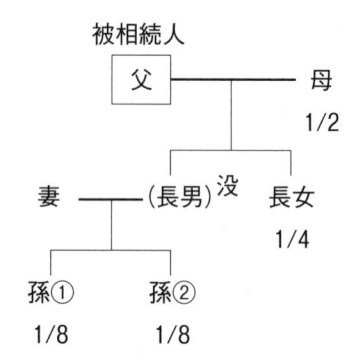

【例②】

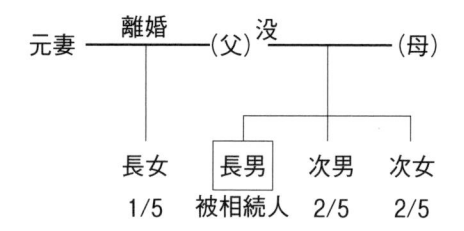

【例③】

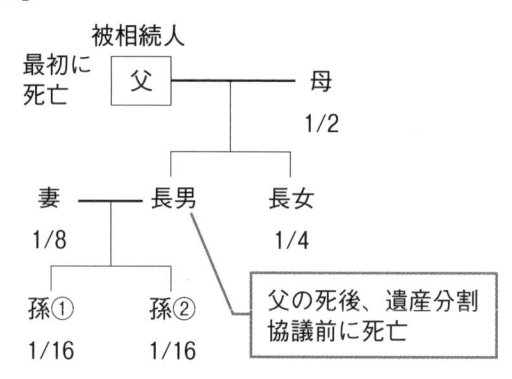

れば第2順位の者が、第1順位、第2順位の相続人がいずれもいなければ、第3順位の者が、それぞれ全て相続することになります。

❸遺産分割の手続

遺産分割は、相続人全員が合意することが必要です。相続人全員が合意する限り、法定相続分と異なる合意をしても構いません。

相続人同士の話合いで解決できなかった場合は、相続人は、家庭裁判所に対して、遺産分割調停を申し立てることができます。この場合、全ての相続人が当事者としてその調停に関わることになります。

遺産分割調停は、裁判官1名と家事調停委員2名からなる調停委員会が中立公平な立場で当事者の主張を聞きながら、調整に努めたり、場合によっては具体的な解決策を提案するなどして、話し合いでの円満な解決ができるよう斡旋する手続です。

ただし、裁判官は複数の調停委員会を掛け持ちしていますので、全ての調停手続に参加することはできず、調停が成立し、または不成立になる時や特別な事情がある場合を除き、調停期日において直接当事者とやりとりをするのは家事調停委員2名であることが一般的です。

あくまで調停も、当事者全員での合意による解決を目指す制度であり、どうしても合意ができない場合は、裁判官が事実を認定し、法律に従った判断を行う審判手続に進むことになります。この判断を「審判」といいますが、通常の民事裁判における「判決」と同じようなものです。

❹相続発生時に相続人が取り得る手段

　相続が発生した場合、相続人は、必ずその相続を受け入れなければならないわけではありません。特に、相続とは、プラスの財産（資産）を引き継ぐ代わりに、マイナスの財産（債務）も引き継ぐことになりますので、仮に資産よりも債務が上回っている場合は、相続することにより不利益を被ることになりかねません。

　そこで、民法では、相続人が取り得る手段として、3つの選択肢を用意しています。①単純承認、②限定承認、③相続放棄の3つです。

　①**単純承認**：被相続人の資産も債務も全て引き継ぐもの。

　②**限定承認**：相続人が相続によって得た資産の限度で被相続人の債務を引き継ぐもの。

　③**相続放棄**：被相続人の資産も債務も一切引き継がないもの。

　なお、②限定承認と③相続放棄は、自らが相続人であると知った日から3か月以内に、家庭裁判所にその旨の申述をしなければなりません。もっとも、相続する財産が特にないと信じ、相続放棄を含め、何の手続もしていなかったところ、相続人であると知った日から3か月以上経過した時点で、被相続人に多額の債務があることが発覚した場合など、一定の場合には、3か月以上経過していても、裁判所に受理される場合もあります。

　③相続放棄を行った場合は、その者は、民法上は、相続開始当初から相続人ではなかったこととして取り扱われることになります。

　また、②限定承認は、資産の範囲内で負債を負担するものであり、どの程度負債があるかわからない場合などには魅力的な制度ではありますが、相続人全員で足なみをそろえて行う必要があるうえ、相続人の1人が相続財産管理人として様々な手続を行わなければなら

ず、また、税務的にも注意しなければならない点があります。

　実際に限定承認をされるにあたっては、必要に応じ、専門家に相談するなど、制度の内容や手続について十分理解したうえで判断してください。

❺遺言

ア　遺言の有用性

　遺言とは、自分の財産を誰にどのように承継させるかを生前に定めておくものです。厳密には、遺言では、子供の認知、祭祀承継者の指定など、相続財産に関すること以外にも定めることはできますが、一般論としては相続財産に関して定めるケースが多いため、ここでは上記のように記載しています。

　一般的には「ゆいごん」と読まれることが多いのですが、法律上は「いごん」と読みます。

　被相続人が遺言を作成していなければ、法定相続人全員で遺産分割協議を行う必要があります。しかし、相続人の中に、1人でも認知症が進んで、意思能力のない人がおり、その時点でまだ成年後見人が選任されていなければ、遺産分割協議のために成年後見人を選任してもらう必要がありますし、行方不明の相続人がいれば、不在者財産管理人を選任してもらう必要があります。

　また、そういった事情が存在しなくても、相続人の1人が自らの主張に固執し、全員での遺産分割協議がまとまらない場合には、相続手続に多大なる時間と労力を要することにもなりかねません。さらには、相続人間での協議自体は円満にできても、遺産分割協議書には、相続人全員が実印を押印し、印鑑証明書を添付する必要があ

ります。

　相続人が国内に居住している場合でも、なかなか役所に印鑑証明書を取りに行くことができない人がいる場合もありますし、昨今では企業の海外進出に伴う海外駐在や国際結婚の増加とともに、相続人の中に海外居住者が含まれるケースも増えています。

　そういったケースでは、実印での押印と印鑑証明書の添付ができないことがほとんどですので、これに代わる署名証明等の手続きが必要となり、ますます手続きが煩雑です。

　そういったことから、私たちは、遺言の作成をお勧めしています。

イ　遺言の種類

　遺言には、大きく分けて、以下の3種類があります。厳密には、これら以外に、病気等で死期が迫っている場合等に作成する危急時遺言や船舶内にいる人等が作成する隔絶地遺言と呼ばれる特別の方式の遺言もありますが、ここでは割愛します。

①**自筆証書遺言**：全文自筆で記載する遺言
②**公正証書遺言**：公証人が作成する遺言
③**秘密証書遺言**：遺言の内容を誰にも知られたくない場合に作成
　　　　　　　　する遺言

　秘密証書遺言は一般的にはそれほど活用されておらず、実際によく利用されているのは、自筆証書遺言と公正証書遺言の2つです。

　自筆証書遺言は、全文自筆で記載すること（遺言に添付する財産目録については例外があります）、日付を記載すること、署名押印をすることという要件さえ満たせば、証人も不要であり、自分一人で作成することができます。このように手続が簡便であるという点は自筆証書遺言の大きなメリットです。

しかし、要件の一部を欠いてしまうと遺言として無効となってしまいますし、遺言者本人としては、その記載で十分であると思っていても、第三者から見て目的物が特定できていないとか、複数の解釈が可能である場合などもあり、内容として不十分なものになる恐れもあります。

前者の場合の例です。遺言者は、駅前と駅から少し離れた川沿いにそれぞれ土地を所有しており、家族の中では、それぞれ、「駅前の土地」「川沿いの土地」という言い方をしていたため、遺言に「駅前の土地をAに相続させる」と記載しました。当事者間ではそのような記載で一応特定できていても、いざ、相続登記をしようとした場合に、法務局がこの記載ではどの不動産か不明であるとして受け付けてくれず、せっかく作った遺言で登記ができなかったといったケースが考えられます。

後者の場合の例としては、遺言者は、特定の証券会社を通じて保有している上場株式や投資信託等の金融資産の全てをAさんに相続させようと思いつつ、遺言に「××証券××支店に預けている株をAに相続させる」と記載しました。するとA以外の相続人から、「株」と書いてある以上、遺言で定められているのは××証券取り扱いの「上場株式」のみであり、投資信託は含まれていないという主張がなされることもありえます。

それ以外にも、自筆証書遺言の場合は、せっかく遺言を作成しても、後日相続人が遺言に気づかないリスクや遺言が行方不明になってしまうリスクもあります。公正証書遺言の場合と異なり、中立公平な第三者による意思の確認を経ていないため、後日、その遺言が遺言者の真意であったのか、遺言をする能力を有していたのかが問題となることもあります。

加えて、自筆証書遺言の場合は、公正証書遺言の場合と異なり、遺言者が亡くなった後、家庭裁判所での「**検認**」という手続を経ることが必要であり[1]、相続開始後すぐに相続手続をすることができません。

　自筆証書遺言には、作成が容易というメリットはありますが、以上のようなリスクやデメリットもありますので、遺言を作成される場合は、公正証書遺言にて作成されるほうがよいでしょう。

ウ　遺言書を発見した場合

　自筆証書遺言を発見した場合は、上記のとおり、家庭裁判所に対し、検認の手続を申し立てる必要があります（民法第1004条第1項）。自筆証書遺言が封筒に入れられており、その封筒が封されている場合は、勝手に封を開けてはいけません（民法第1004条第3項）。

　開封した場合も、それによって遺言が無効になったりするわけではありませんが、勝手に開封した場合には、5万円以下の過料の制裁を受ける場合があります（民法第1005条）。

　また、封がなされていない自筆証書遺言についても、検認の申立ては必要です。遺言書を保管している者や遺言書を発見した相続人が、遅滞なく検認の申し立てをしなかった場合にも、5万円以下の過料の制裁を受ける場合があります（民法第1005条）。

　絶対やってはいけないことは、遺言を破棄したり、隠したりすることです。いくら遺言の内容が自身に不利なものであっても、相続人が、ことさらに遺言を破棄したり隠匿したりした場合は、その相続人は相続人としての資格を失う場合があります（民法第891条5号）。

1）2018（平成30）年に成立した「法務局における遺言書の保管等に関する法律」（平成30年法律第73号）により、法務局において自筆証書遺言に係る遺言書を保管する制度が2020（平成32）年7月10日に導入されることとなりました。この制度によって保管される自筆証書遺言については、例外的に検認手続は不要となります。

エ　遺言の執行

　遺言は、その内容にもよりますが、基本的には、「遺言執行者」が遺言の内容の実現に向けて業務を行っていくことになります。

　遺言において、遺言執行者が指定されている場合で、その指定された者が遺言執行者への就任を承諾した場合は、その者が遺言執行者として業務を行うことになりますが、遺言において遺言執行者が指定されていない場合や、遺言執行者が指定されていたものの、その者が遺言執行者への就任を拒否した場合は、相続人その他の利害関係人が、家庭裁判所に対して、遺言執行者選任申立をなし、家庭裁判所によって選任された遺言執行者が業務を行うことになります。

オ　遺留分

　相続人には、相続に関し、奪うことのできない権利として、遺留分というものがあります。ただし、遺留分があるのは相続人のうち第2順位の相続人までで、第3順位の相続人には遺留分はありません。

　遺言者は、自らの財産について、法定相続分とは無関係に、相続人又は第三者にその財産を相続させ、または遺贈（遺産を贈与すること）することができ、遺留分を侵害するような内容の遺言も法的には有効ですが、遺留分を侵害された相続人は、財産を取得した相続人や受遺者（遺言により財産を贈与された人）に対して、遺留分減殺請求権を行使することができ、遺産の一部を取り戻すことができます。

　なお、遺留分減殺請求権は、遺留分の侵害を知った時から1年以内に行使しなければ、以後は行使することができなくなりますので、注意してください。

❻税務面

　相続が発生した場合、その遺産が基礎控除額（3000万円＋600万円×相続人の数：ただし、養子については1人しかカウントしない）を超える場合は、原則として被相続人が死亡したことを知った日の翌日から10か月以内に相続税申告を行い、相続税を納税する必要があります。

　また、被相続人が事業をしていた場合など、被相続人が確定申告をすることが必要な場合は、相続人は、相続の開始があったことを知った時から4か月以内に準確定申告と納税をする必要があります。

　相続税申告における相続財産は、受取人が定められていた生命保険が含まれたり、3年以内になされた贈与も含まれたりするなど、民法上の相続財産とは異なっていますし、他方で、様々な特例等も存するところですので、税務署や税理士などの専門家に相談されることをお勧めします。

4　まとめ

- 相続は、遺言があれば遺言内容に従い、遺言がなければ、全相続人で遺産分割協議を行う。
- 相続放棄は、原則として、相続人となったことを知ってから3か月以内に家庭裁判所に申し立てる必要がある。
- 残された相続人のためにも、遺言（特に公正証書遺言）の作成を前向きに検討する。
- 自筆証書遺言を発見した場合、開封せずに、家庭裁判所に「検認の申立」をすること。自分に不利な内容でも、間違っても隠したりはしないこと。

　私たちは仕事柄、多くのもめる相続案件を目にしてきました。

　よくあるのは「特別受益」に関する争いですが、それにとどまらず、遺言の無効、養子縁組の無効まで主張するケースがあります。ここまでくるともうほぼ確実に親族関係は断絶することになります。

　相続とは無関係に、もともと親子関係、兄弟関係が悪いとか、すっかり疎遠になっており、何十年も連絡を取ったことがないなどという場合は、やむを得ない側面はあろうと思いますが、被相続人の生前の対応次第では、ここまでもめることもなかったであろうに、とせつなくなるケースもあります。

　「対応次第では」と書きましたが、要するに、相続人全員が納得していれば、紛争にはならないわけであり、やり方によっては、相続人全員が納得する状況になしえたのではないかということです。

　相続なんて被相続人がたまたま財産を残してくれたから財産を取得できるに過ぎず、その意味では恩恵のようなものだから、もらえるだけでありがたく、相続人の「納得」なんてそもそも考えること自体おかしい、というご意見もあろうかとは思いますが、いったんここでは置いておきます。

　まず、よく問題となる「特別受益」についてです。

　例えば、父が、長男と次男にそれぞれ自宅購入資金を援助していたが、物件の状況や購入時期その他様々な事情で、次男への援助額のほうが多かったなどという場合に、長男側から、それを相続において考慮すべきだという主張がなされることがあります。

　もし、父が、援助金額はそれぞれ異なっているが、相続に際して考慮する必要はないという意思を明確に示していれば、（遺留分を侵害するような場合は別として）基本的には、法的に相続から切り離すことができ、相続人も納得せざるを得ず、この点が争いになることはなくなります。これを「特別受益の持ち戻しの免除」といいます。

また、被相続人の真意を知ることで、相続人の納得につながりやすくなります。仮に父が、長男よりも長女を優遇するような分け方を希望する場合に、長男に対して、あなたは立派に生計を維持できる環境にあるが、長女はまだまだ不安定なうえ、未成年の子供も抱えているからとか、あなたは知らないかもしれないけれど、長女にはこういう点でとてもお世話になったから、といった説明がなされていたり、遺言とともに、そのような長男宛のメッセージが残されていれば、納得につながる可能性もあります。

　逆に、できれば避けていただきたいと思うのは、あまりにも特定の相続人に偏った内容の遺言を、その不利になる側の相続人に何も説明することなく作成しておくことです。

　例えば、父が全財産を次女に相続させ、長女には相続させないといった内容の遺言を作成していた場合、相続発生後、その遺言を見た長女は、まずは驚くとともに、父が次女を専ら愛しており、自分のことは大切に思ってくれていなかったのかというように受け止めることがあります。

　その場合、なぜこんな遺言を書いたのか、父に真意を確かめたいと思っても、もう父はこの世にはおらず、父の真意を聞くことができません。悶々と悩んだ結果、いや、私をかわいがってくれていた父がこんなふうに私の存在を全否定するような遺言を書くはずがない、次女が判断能力の衰えていた父に無理やり書かせたに違いない、遺言は無効だ、という思考過程をたどるケースがあります。

　もちろん、もっぱら金銭面での考慮から遺言無効を主張するケースもありますが、遺言が無効であると主張し、裁判所にその遺言が無効だと認めてもらうことで、父は私のことを全否定していなかった、ひいては、私は父に愛されていたということを確認したい、という気持ちで遺言無効を主張する場合もあります。

　遺言書を作成する場合には、そういったことも頭の片隅においていただければ幸いです。

第 2 部

医療機関で出あう法律問題

1▶ 意思決定と同意

　70歳代の認知症患者が発熱と腹痛で受診したため検査を行ったところ虫垂炎で腹膜炎を呈していることがわかり、手術には一定のリスクがあるものの、医学的にも手術をするべきだと判断しました。しかし、虫垂炎から腹膜炎をきたしており、治療のために手術が必要であることを本人に説明したところ、手術はしたくないと強硬に拒否されました。本人の意思に従い、手術をしなくてもよいでしょうか。

1　はじめに

　医療を提供する場合には、様々な意思決定が必要になります。看護の場面でも、p84以降で取り扱う身体拘束の説明と同意などが問題になるでしょう。高齢患者については、そもそも意識がなかったり、認知症やせん妄などで判断能力が不十分になっていることも少なくありません。

　このような場合、これまで医療現場では親族のキーパーソンに対して説明し同意を得てきたと思いますが、法律の原則論はどのようになっているのでしょうか。説明をして同意を得る相手はどうやって選び、判断能力が不十分な本人の意思はどう扱えばよいのでしょうか。また、選択肢を含めた説明内容には何を含めるべきでしょうか。

　そして、判断能力が不十分な患者、判断能力がまったくない患者に医療を提供する際、意思決定をする場合には、どのような手順で

本人の考えを確認すればよいのでしょうか。

　いずれも、考え方の枠組みを理解し、それぞれの枠組みに従って症例ごと、場面ごとに検討することが重要です。

2　原則

医療行為に関する説明と同意
　侵襲的な医療を提供する場合、重要な選択をする場合には説明をして同意を得る必要がありますが、説明の対象や説明内容については以下のように考えましょう。

①▶説明して同意を得る相手
ア：本人の判断能力が十分であれば、本人に説明して同意を得るのが最優先です。高齢者の場合は、重要な選択の場面では、家族にも一緒に説明を聞いてもらうほうがよいでしょう。

イ：本人の判断能力が不十分・もしくは判断能力がない場合は、本人の意思を推定できる人（同居の親族等、本人の人となりをよく知る人）も交えて説明を行い同意を得ましょう。

ウ：本人の意思を推定できる人・推定できる資料がない場合は、本人のために何がベストか、医療従事者で推しはかって治療を進めましょう。

②▶説明する内容
　現在の状況、選択肢とそれぞれのメリット・デメリットについて情報提供をしたうえで患者・入所者が選択することとなります。

ア：現在の病名と病状、実施予定の医療行為の内容、医療行為に伴

う危険性（合併症等）、医学的に適応のある選択肢の内容とメリット・デメリット、予後について情報提供が必要です。説明する選択肢は原則として確立したものを説明すれば足ります。

イ：治療方針について患者の要望がある場合には、その要望もふまえて治療の選択肢を検討して説明する必要があります。この場合、例外的に未確立の治療方法も説明対象となりえます。

③▶説得の必要

　本人が医学的に明らかに不合理な選択をする場合には、説得を行う必要があります。本人の選択の結果、本人の生命・身体に重大な結果が生じると想定される場合には、より強い説得が必要です。

本人に十分な判断能力がない場合の考え方の順序
①▶本人の同意能力を評価する

　認知症等の診断がされているか否か、コミュニケーションが問題なくとれているかを確認します。認知症等の診断がされていたり、つじつまの合わないやりとりがあるなど判断能力に疑問がある場合は、認知機能の検査や医師による診察を経て同意能力の評価をします。

②▶意思決定の順序
ア：本人に同意能力がある場合

　本人に同意能力があると判断できた場合、本人に説明を行い本人の意思を確認するのが原則です。慎重を期し、また将来的な紛争の予防のためにもキーパーソンにも説明の上同意を得ることが望ましいでしょう。

イ：本人の同意能力が不十分・もしくは同意能力がない場合（本人の意思が推測できる場合）

この場合、「本人であればこの状況で何を希望するか」を推測します。

　本人の意思を推測するツールとしては、その時点での本人の意思表示、本人が書面等で残した希望（事前指示書等）、本人の人となりを知る家族の判断などがあります。

ウ：本人の同意能力が不十分・もしくは同意能力がない場合（本人の意思が推測できない場合）

　本人の意思を推測するツールがない場合（本人の人となりを知る家族がいないなど）には、「何が本人にとってベストか」を第三者である医療従事者が推測します。

　終末期での生命維持に必要な医療を中止する場合など、判断の重大性に合わせ、倫理委員会での議論及び承認を経たり、複数人・多職種で検討したりする必要があります。

3　解説

❶医療提供の際の説明と同意

　医療の多くは身体への侵襲をともないますので、身体侵襲への同意が必要ですし、どのような医療を受けるのか、もしくは医療を受けないのかも含めた選択肢があることから自己決定という意味でも医療を受ける患者本人の同意が必要とされています。

　なお、医療法第1条の4第2項は、「医師、歯科医師、薬剤師、看護師その他の医療の担い手は、医療を提供するに当たり、適切な説明を行い、医療を受ける者の理解を得るよう努めなければならない。」としており、看護師も説明義務を負います。

　しかし、あくまでもこの定めは努力義務にとどまりますし、具体

的に説明すべき内容までは示されていません。また、医療提供前の説明義務は、原則として医師が負うものであり、看護師が説明義務違反に問われることはまれでしょう。

いわゆる「説明義務違反」の論点は、民事責任として、説明義務違反があったとして損害賠償を請求されるものです。具体的には、「○○という合併症が生じると聞いていたら今回の手術に同意しなかった」、「○○という治療法があると聞いていたらそちらを選んだのに」と主張されることとなります。

説明義務違反の怖いところは、手術等はうまくいったのに合併症が生じた、というケースでも、合併症につき説明義務があったとされ、かつ、説明を受けていれば患者が当該手術等の実施に同意しなかった、という場合には合併症による後遺障害慰謝料や逸失利益なども認容されてしまう、すなわち、医療行為自体は適切に行ったのに、結果について損害賠償責任を負うことにあります。

高齢者に対する医療提供においても、手術や侵襲的な処置・検査（消化管内視鏡、気管支鏡、血管内カテーテル、造影検査等）を行う場合には説明を行って同意を得ることが必要ですし、高齢者においては侵襲的な医療を行う際のリスクが高い場合も多く、リスクが高いこと、侵襲的な医療の必要性の高低も含めて説明をしたうえで同意を得るべきでしょう。

終末期の医療での意思決定は、医療提供前の説明に限りませんのでこのいわゆる説明義務の場面とは異なる部分があります。しかし、医学的な評価を行ったうえで医学的に適応のある治療を行うべき（逆に適応のない治療は行わない）ことを原則としつつ、本人の意思・選択が重要であること、医学的な判断と本人の希望の間ですり合わせを行い、本人の希望にそうよう、もしくは本人にとってベストと

なるように医療・看護・介護を提供するという意味で重なり合います。この点についてはp64~70で触れます。

❷医療提供前の説明で提供すべき情報

　説明義務において説明すべき内容は、説明義務が争点となった民事訴訟において最高裁判決が出ており、これが1つのメルクマール（指標）となっています。

　シンプルに言うと、説明義務が問題になるのは、いくつかの選択肢がある岐路に立ち、どちらに進むのか選ぶ場面です。その状況で、現在どのような状況にあるのか、それぞれの道（選択肢）はどのような内容で、どのような効果が見込まれ、逆にどのようなリスクがあるのかの情報提供を受けて、進みたい道を患者が選ぶという場面です。

　トラブルになった際に、「この点の説明を受けていれば」と争点になることが多いのは、提案する医療行為にどのようなリスクがあるのか、他に医学的に適応のある選択肢として何があるのか、の2点です。この点を意識して説明をし、記録をすべきです。

　乳がんに対する治療法として乳房温存手術について説明すべきか否かが問題となった最高裁判決（最判平成13年11月27日民集55巻6号1154頁）では、「当該疾患の診断（病名と病状）、実施予定の手術の内容、手術に付随する危険性、他に施行可能な治療方法があれば、その内容と利害得失、予後などについて説明すべき義務がある」とされています。

　なお、説明義務においては、「理解するに足りる情報を提供すること」が求められるのであって、「理解させること」までは求められていません。ただ、患者・家族から質問や疑問が出れば原則とし

てそれに対して答える必要があります。逆に、質問や疑問が出なかった場合にはその旨記録しておくとよいでしょう。

❸黙示の同意・推定的同意

　医療・看護を行う際、特に侵襲を伴う場合には原則として同意が必要ですが、侵襲が小さい場合には明示的な同意を取らないこともよくあります。たとえば、静脈採血で穿刺することを明示的に説明して同意を得ることはほぼないでしょう。

　しかし、通常は黙示の同意を得られている、と評価できます。たとえば、外来で患者が医師に「採血をしておきましょう」と告げられて採血室に行き、採血室で「袖をまくってどちらかの腕を出してください」との指示を受けて採血台に腕を差し出している時点で、患者は黙示の同意があると言えます。

　このような黙示の同意が認められるのは、どのような医療行為をされるのか、その医療行為による合併症等がどのようなものかを患者が常識として知っており、かつ、重篤な合併症が起きる頻度が低い場合です。侵襲が大きい医療行為、前提として情報提供が必要で複雑な判断が必要となる場合には黙示の同意とすることは困難です。

　また、交通事故で多発外傷を負った意識のない患者が救急搬送された場合のように、「通常であれば治療に同意するであろう」と考えられ、かつ本人の意思を確認することができず、意識回復まで待つことができない場合には、推定的同意に基づいて侵襲的な治療をすることも適法となります。

　医療・看護・介護の場面ではこの黙示の同意や推定的同意で動いている部分も多くありますので、基本知識として知っておいてください。

❹必要な同意能力と評価方法

　医療行為への同意を得るのに必要な「**同意能力**」は明確な基準がありません。

　同意能力とは、どのような医療行為を受けるのか、それにはどのようなリスクがあるのか、説明を聞いて理解し、選択する能力です。そのような能力は、どの程度複雑な説明と選択が必要になるかによって異なってきます。

　たとえば静脈採血に対する同意に必要な同意能力はかなり低いもので足りますが、急性胆管炎に対して外科的治療が必要だが、実施したとしても死亡のリスクが相当ある、という場合の手術同意に必要な同意能力は相当高いものが要求されることとなります。

　このため、患者に説明をして同意を得る際には、何について説明して同意を得るのかを踏まえ、事前に、当該説明について同意能力があるかを評価しておく必要があります。

　認知症や脳梗塞の既往など判断能力の低下を疑わせる既往歴があったり、コミュニケーションに問題がある患者については丁寧な評価が必要です。

　同意能力評価の確立した指標は現在のところありませんが、認知能力・判断能力が基本であり、成年後見の対象となるレベルが参考になります。

　成年後見の対象として「事理弁識能力を欠く常況にある」かどうかの基準として、「日常的な買物を自分でできない程度の判断能力」の場合が例として挙げられていますので、参考になります[1]。

　家庭裁判所によっては、長谷川式簡易知能評価スケール（HDS-R）で10点以下、認知機能検査（MMSE）で14点以下、IQが35以下の場合を成年後見の基準として挙げています[2]。少なくとも、

1）最高裁判所事務総局家庭局（2000年1月、2013年12月最終改正）「成年後見制度における診断書作成の手引」
2）旭川家庭裁判所「鑑定手続について、ご協力の依頼」

これらの判断能力を下回るようであれば、手術に対する同意能力はないのが通常でしょう。

同意能力の評価において判断が困難な場合には精神科など認知機能に関する専門性の高い医師や高齢者に関する専門性の高い医師に同意能力・判断能力についての評価をしてもらうのがよいでしょう。そして、判断能力があると評価して患者本人に説明して同意を得る場合は特に、同意能力があると評価できたことを記録しておくことが重要です。

なお、認知症や脳血管イベントなど判断能力の低下を疑わせる既往歴もなく、コミュニケーションも問題なくとれている患者については、理解能力を疑わせるエピソードがなければ詳細な評価は必要ありませんし、逆に意識がない、コミュニケーションがほとんどとれない状況である場合についても同意能力の詳細な評価は不要です。

❺十分な同意能力がない場合の意思決定の考え方

説明に対する同意を含め、本人に十分な判断能力がない場合には、どのように意思決定をすればよいのでしょうか。

1つの考え方としては、本人に代わり誰かが意思決定をする、という代理決定の方法もありますが、日本では原則としてこのような方法はとられていません。

医療に関する意思決定は、財産に関する経済的な判断とは異なり、人それぞれ大事にする価値観が異なり、その人の生きざまとも直結する選択となることから、「**一身専属**」といって、その人自身が判断すべきであり、他人に判断を委ねる性質のものではないと考えられています。もちろん、本人が真意から、代理の判断者を指定することはありえます。

このため、本人に同意能力・判断能力がない場合の医療に関する意思決定においても、最優先されるのは本人の意思であり、「本人であればこの場面でどう考えるか・何を選択するか」を様々な材料から推測することが基本です。

　本人に十分な判断能力がない場合の意思決定については、「人生の最終段階における医療の決定プロセスに関するガイドライン」（厚生労働省、2018年3月最終改訂）、「救急・集中治療における終末期医療に関するガイドライン〜3学会からの提言〜」（2014年日本集中治療医学会・日本救急医学会・日本循環器学会）、「高齢者ケアの意思決定プロセスに関するガイドライン　人工的水分・栄養補給の導入を中心として」（2012年日本老年医学会）などが参考になります。

　これらのガイドラインは、共通しておおむね以下のような順序で対応すべきとしています。

　すなわち、

1)　本人に同意能力があると判断できた場合、本人に説明を行い本人の意思を確認するのが原則です（著者注：慎重を期し、また将来的な紛争の予防のためにもキーパーソンにも説明の上同意を得ることが望ましいでしょう）。

2)　本人の同意能力が不十分・もしくは同意能力がない場合、まず、「本人であればこの状況で何を希望するか」を推測します。本人の意思を推測するツールとしては、判断能力が不十分だとしてもその時点で本人がしている意思表示の内容、本人が書面等で残した希望（事前指示書等）、本人の人となりを知る家族（いわゆるキーパーソンがこれに当たるでしょう）の判断などがあります。

　あくまでもキーパーソンが決めるのではなく、キーパーソンに求められるのは、本人の人となりをよく知る者として、「本人で

あればこの状況で何を希望するか」を推測することです。

3) 本人の同意能力が不十分・もしくは同意能力がない場合で、本人の意思を推測する方法がない場合（本人の人となりを知る家族がいない、身寄りがないなど）には、「何が本人にとってベストか」を第三者である医療従事者が推測します。

終末期での生命維持に必要な医療を中止する場合など、判断の重大性に合わせ、倫理委員会での議論及び承認を経たり、複数人・多職種で検討したりする必要があります。判断の重大さに合わせて、慎重な手続きも経るべきだ、というところも念頭に置いておいてください。

医療への説明と同意の場面も含めて、高齢者の意思決定については上記の順序で考える、という枠組み、特に**本人の意思が最優先であり、本人に判断能力があれば本人の判断によるべきこと、本人に判断能力が十分ない場合には「本人であればその状況で何を希望するか」の軸で検討すべきことを理解しておいてください。**

なお、成年後見人が医療への同意ができるか問題となりますが、成年後見人は本来、**行為能力**（契約などの法律行為をするに足る能力）がなくなった本人に代わり財産の管理処分を行うことが役割です。本人の人となりを知り、本人の選択を推定できるのか、という視点で考えると、親族が成年後見人を務めている場合は別として、弁護士や司法書士が成年後見人に就任したが、元気な時点での本人の人となりを知らない、という状況では、このような成年後見人が本人の選択を推測することは困難でしょう。

4 発生リスクの高いトラブル類型

　意思決定の場面で問題となるトラブルの類型は以下のものです。特に、終末期に、生命維持に必要な医療を中止することは、いわゆる「安楽死・尊厳死」の議論となり、許されない治療中止ではないかとして社会的に大きな問題になるリスクがあります。人の生命の終了に直結する行為ですので、医療・介護の現場では日常的にあることですが、慎重な対応が必要であることを肝に銘じてください。

❶終末期での医療の中止

　前述した説明義務とは直接は異なりますが、終末期の意思決定はこれまでから社会をゆるがす事件になったものも複数あり、刑事事件で医師が殺人罪に問われ有罪になるという衝撃的な事件もありました（現在であれば、殺人罪は裁判員裁判の対象事件です）。昨今も透析中止が社会的に大きな問題になったことからも、この分野は大きなトラブルになるリスクがあります。

　また、人生の終末期、ということで治療の中止を含めた非常にデリケートな判断も必要になるところです。生命にかかわる治療の中止や、心肺停止時に心肺蘇生処置をするかどうかという生命に直結する選択についてはもちろん、必要な情報提供をしたうえで本人の意思を確認することが必要になります（実際には本人が明確な意思を事前に示していることは少なく、選択の時点では判断能力が十分ではないことが多いので、本人であれば何を希望するか、を様々な材料を基に推測していくことになります）。

　特に、中止すれば直ちに死亡に直結する医療行為（自発呼吸ができない状態での人工呼吸器の停止、気管内挿管の抜管などが典型例です）を中

止する場合には、慎重な判断が必要になります。

治療行為の中止については特に3学会ガイドライン（p65~66参照）が詳細に定めています。3学会ガイドラインが対象としているのは、不可逆的な全脳機能不全の場合、生命が人工的な装置に依存し、かつ生命維持に必要な複数の臓器が不可逆的機能不全となり移植等の代替手段もない場合、さらに行うべき治療方法がなく、現状の治療を継続しても近いうちに死亡することが予測される場合など、非常に限られたものです。

生命維持に必要な医療を中止する場合には、前述したガイドラインが示す枠組みに沿って判断をし（ガイドラインの対象となる場面かどうかも前提として確認しておくべきです）、倫理委員会での議論と承認や、少なくとも複数人・多職種での議論を行うなど慎重な手続きを経ること、記録を詳細に残しておくことが安全だと考えます。

少人数で短時間に判断するのではなく、いったん立ち止まることが重要です。

❷「医学的に不合理」な選択

必要性が高い医療を合理的な理由なく拒絶する場合、医学的に合理性のない治療を要求する場合、「自己決定」の考え方からは、本人の意思に従うべきなのでしょうか。

実は決してそうではなく、医療従事者は、患者が医学的に必要な医療を受け入れない場合、医療の専門家として説明・説得をする必要があります。現在の病状、治療の必要性、治療をしない場合のデメリットについて再度情報提供の上、説得の努力をすることとなります。

また、患者が医学的に不合理な治療を要求する場合、医療従事者

は医療の専門家として、これを受け入れる義務はなく、自身でそのような医療を提供する必要はありません。

ただ、このような類型では、事後的に「きちんと必要性の説明を受けていたら受け入れていたのに」「医療の専門家としてきちんと説得すべきだった」としてトラブルになることが考えられますので、本人・家族の意思が固い場合であっても、必要な情報を提供し、説得の努力をしたうえでその旨を記録に残しておくことが後々役立ちます。

❸本人・家族の判断が揺れ動くケース

結局、本人に判断能力がない場合には、紛争の主体は家族で、特に死亡後は相続人が損害賠償請求権も相続して行使することになります。その意味では、家族が紛争の主体となってしまいます。

過去に大きなトラブルになった事例でも、家族に手のひらを返された、当初の要望を紛争後に撤回された、という事情があるように思われます。本人・家族の判断が揺れ動く場合には、よくない結果となった場合に、「やっぱりこうしておけばよかった」という後悔から紛争になったり、「きちんと説明を受けていたらあのような判断にはならなかった」といった苦情も招くこととなります。

本人・家族の判断が揺れ動く場合には、とりもなおさず意思決定が十分できていないということでもありますし、事後的な紛争のリスクも高いと考えられますので、慎重に対応しましょう。

5 まとめ

- 医療提供の際の説明義務が求められる根拠は、侵襲の適法化と自

己決定である。

・医療提供の際の説明義務では、特に提供しようとする医療の合併症、医学的に適応のある他の選択肢についての説明が重要。

・高齢者への医療提供における意思決定は、本人の意思が最優先。本人の判断能力を評価の上、本人に判断能力があれば本人の判断、本人に十分な判断能力がなければ、「本人ならばこの状況でどのような選択をするか」という軸に沿って検討する。

・治療の中止、特に生命維持に必要な治療の中止については、現在の各ガイドラインを踏まえて慎重な対応が必要。

> **コラム** ～意思決定と意思解釈～
>
> 　意思決定では、患者さんが何を望んでいるかの「意思解釈」が必要ですが、実は一筋縄ではいきません。
>
> 　肺炎で、年齢やSpO$_2$の数値から医学的には入院しての治療が必要だという場合、「別に肺炎で死んでもいい。通院で治療したい」と回答されたら、どう解釈すればよいのでしょうか。治療は希望しているが、入院は拒絶、ということで医学的には合理的な選択とは言えません。もちろん、いきなり「死んでもいい」という言葉を真に受けてはいけません（重めのジョークだったりします）。
>
> 　理解に困る要望や回答があった場合には、切り口を変えて質問すると（入院で心配なことがありますか、家でやらないといけないことがありますか、等）、より理解しやすくなります。また、一緒に来ている家族に「通訳」をお願いし、本人のキャラクターや価値観、真意を確認するとよいでしょう。
>
> 　特に外来などの短い時間で患者さんの考えを理解するのは困難ですが、患者さんの発言内容に「あれっ」と思ったときには発言内容をそのまま記録しておき、説明内容も少し丁寧に記録しておくことも重要です。

2 ▶ 認知症患者・高齢者に関する 紛争・訴訟の特徴

90歳代の男性患者Aさんが脳梗塞後遺症で慢性期病棟に入院しておられますが、Aさん本人はまったく意思表示もできない寝たきりの状態で、生命予後は明確ではありませんが1年程度と想定されています。

キーパーソンの60歳代の娘さんには、病状が変化した際に病状説明をしていますが、治療方針については「病院のご判断にお任せします。本人がつらくないようにしてください」と言っておられます。もう1人60歳代の息子さんがおられるようですが、遠方におられるようで一度も来院されたことはありません。

院内でインフルエンザ患者が多発し、Aさんもインフルエンザに感染して、死亡されましたが、紛争・訴訟のリスクは高くないと考えてよいでしょうか。また、もし息子さんが苦情を言ってきても高額の損害賠償はないと考えてよいでしょうか。

1 はじめに

20年ほど前までは、認知症患者や高齢者に対する医療に関する適切性に関する紛争・訴訟はそれほど多くなかったように思いますが、現在はどうでしょうか。

紛争・訴訟の傾向については、ある程度時代の流れがありますが、東日本大震災などの災害での教育機関・医療機関・介護施設に対する責任追及の状況を見ても、専門家に対して非常に高い注意義務を求める人が一定数いること、高齢者が被害に遭った場合にも訴訟等を含めた責任追及がなされることが決してまれではなくなったよう

に思われます。

残念ながら、認知症患者や高齢者に対する医療の提供に関しても、医療紛争・訴訟がありうることは想定しておく必要があります。この項では、認知症患者・高齢者における紛争・訴訟の特徴について解説します。

①▶多くの場合、紛争の主体は本人ではなく、家族（相続人）です。本人死亡後、相続人の一部だけが当事者となることも少なくありません。

②▶転倒・転落と身体拘束、誤嚥や窒息、褥瘡、終末期の治療選択といった類型が特徴的ですが、手術・処置などの積極的医療も問題となります。

③▶高齢者では逸失利益は発生しないか高額にはなりませんが、死亡例では若年者よりは減額されるものの1500～2000万円弱程度の死亡慰謝料が認められる可能性があり、相当高額になりえます。

3　解説

❶紛争の主体

意思決定を行うのも、契約等の法律行為を行うのも「本人が原則」ですが、紛争・訴訟の際にも、その主体は原則として本人です。ただし、本人の死亡後は権利行使の主体は相続人となり、認知症患者・高齢者に関する紛争では、紛争の主体はむしろ家族が主体となることが多いといえます。

悪結果が起きてしまった後、キーパーソンは納得しているのに、それまで本人への医療・介護に積極的にかかわっていなかった家族が強硬な苦情を述べ、単独で訴訟を含めた責任追及を行う。こうしたケースがあることも残念ながら事実です。

ア　民事紛争

　紛争の民事的な側面で主に問題になるのは、不法行為もしくは債務不履行に基づく損害賠償請求ですが、不法行為もしくは債務不履行に基づく損害賠償請求権は、原則として被害を受けた本人に帰属し、かつ、権利の帰属主体である本人が行使するのが原則です。

　例外として本人以外が民事紛争の主体となる場合が3つあります。

　まず、①本人が死亡したり重大な後遺障害が残った場合に、家族（配偶者、同居する親子などが代表的です）が、自分自身も精神的にダメージを受けたとして近親者慰謝料（民法第711条）を請求する場合です（この場合、額としても近親者1人50〜200万円程度の範囲にとどまることが多く、主たる損害賠償請求権は本人に帰属しますので、近親者が単独で損害賠償請求をすることはまれです）。

　次に、②本人が死亡し、相続がなされた場合です。この場合には、発生した損害賠償請求権はいったん本人に帰属した上、その後本人の死亡により相続人に相続されます。法定相続人は、配偶者、子、親（子がいない場合）、兄弟姉妹（子も親もいない場合）など本人と一定の関係にある親族です。

　この場合、相続人の一部が、その法定相続分、もしくは遺産分割協議等による相続分に応じて権利を行使することが可能です。実際、家族間で方針が一致しなかったり、家族内で紛争が存在する中で、家族の一部、相続人の一部だけから苦情が出され、損害賠償請求がなされることもまれではありません。

その際、普段本人への医療・介護に接していない家族が主体となるケースが少なからずある印象です。冒頭のケースで、これまで一度も来院しなかった家族が有害事象後に登場し、猛然と医療機関の責任追及をはじめる、という状況を経験されたことがあるでしょう。

　最後に、③本人が生存しているが行為能力・訴訟能力がない場合には、成年後見人等が本人に代わって本人の権利を行使することとなります。

イ　刑事事件

　次に紛争のうちの刑事的な側面では「被害者」が医療従事者を告訴し、警察が捜査を開始することがありますが、告訴の主体も原則として「被害者」本人です（刑事訴訟法第230条）。

　ただし、成年後見人等の法定代理人は独立して告訴できますし、本人死亡後は、本人の明示的な意思に反しなければ遺族も告訴することができます（刑事訴訟法第231条第1項、第2項）。

ウ　身寄りがいない場合

　近年、まったく身寄りのない患者・入所者もおられますが、本人が死亡され相続人が存在しないと、現実的に損害賠償請求を行う主体がいないことになります。一応、相続財産管理人が選任されて相続財産管理人が権利行使することがあり得ますが、非常にまれなケースでしょう。

　現代の医療現場では、大なり小なり「将来紛争・訴訟となるリスク」を考慮せざるを得ず、家族との関係も含めて将来的に紛争や訴訟にならないように防衛的な選択をしてしまう場合もあり、「本人のためには何が一番よいか」だけをストレートに考えて医療を提供

することが容易ではありません。

　しかし、本人に相続人となりうる親族がいない場合であれば、将来的な紛争・訴訟のリスクは非常に低くなりますので、医療の原点に立ち戻り、「本人にとって何が一番よいか」だけに真摯に向き合って判断することができます。

❷問題となる類型の特徴

　医療のレベル向上と、寿命の延長に伴い、以前よりも高齢者に対して安全に医療を提供することができるようになりました。このため、昔はリスクや医療費も考慮して手控えられていた、手術を含む侵襲的・積極的な医療を高齢者に対しても提供することは一般的になり、手術等の適応年齢も上がり続けているようです。

　これに伴い、認知症患者・高齢者に対しても、高いレベルの医療を提供することが期待されるようになり、高齢者においても通常の医療と同様、積極的な医療提供をめぐる紛争・訴訟も生じるようになっています。一部の家族は人間は無限に生存できる、もしくは医療従事者には無限に高い注意義務を課してもよいと誤解しているのではないかとすら思われます。

　また、認知症患者・高齢者で問題となりやすい類型としては、転倒・転落や誤嚥・窒息、褥瘡などが挙げられます。

　これらの類型については項を分けて説明しますが、転倒・転落や誤嚥・窒息といった出来事を完全に防ぐことは現在の医療現場のマンパワーでは不可能ですが、その限界に対する社会的な理解はいまだに得られておらず、病院等の中でこれらの出来事が生じてしまった場合には、「病院にいるのになぜ」「施設に入れているのになぜ」という不満から苦情が寄せられることとなってしまいます。

また、高齢者においては、いわゆる終末期での医療の選択があります。特に治療を中止する場合、積極的な医療を行わない場合には、家族間で意見が一致しないことも少なくありませんし、「違法な治療中止ではないか」としてメディアで大々的にバッシングされるなど、社会的に大きな問題となるリスクがあるので、非常に慎重な対応が必要です。

この点はp56~70で解説しましたのでご参照ください。

❸損害の評価

不法行為もしくは債務不履行に基づく損害賠償請求においては、損害の費目及び損害の額はある程度カタログ的に定められており、大きな額となりやすい損害賠償の費目としては、逸失利益と、死亡慰謝料・後遺障害慰謝料が挙げられます。

しかし、逸失利益の対象となる期間の算定で問題となる就労可能期間は67歳までとされ、それを超えた場合は平均余命までの期間の半分の期間を対象期間とするなどしていますので、認知症患者・高齢者においては逸失利益が発生しないか、あまり大きな額とならないのが一般的です。

ただし、死亡慰謝料や、重い後遺障害を負った場合の後遺障害慰謝料については少し状況が異なります。

例えば死亡慰謝料の評価に当たっては、高齢である場合は通常より減額され、一般的な死亡慰謝料が2000万円から2500万円弱、働き盛りの壮年者が死亡した場合の慰謝料は2500万円を超えるといったものに比べると低い水準となりますが、それでも1500万円から2000万円弱の死亡慰謝料が認められることが多く、相当大きな損害額となります。

また、そもそも高齢者では生命予後が限られていることが少なくありませんが、法律上は、「適切な治療をしていれば現実の死亡の時点（○月○日○時）で生存していたか」という観点で損害と過失行為の因果関係を評価します。

　最初の設例で示したように、予後が1年程度と予想される患者が医療従事者の過失により死亡した、という場合には前述の1500万円から2000万円弱の死亡慰謝料が認められるリスクが相当あります。逆に死亡の主な原因が基礎疾患であったとか、「家族側が主張する適切な対応をしていても原疾患の進行により同じころ死亡しただろう」と反論できる場合にはそのように反論することが必要ですし、死亡診断書やカルテの記載の際にも、その点留意が必要です。

　想定される損害額が大きくなると、残念ながら大きな紛争となるリスクも上がります。その意味で、認知症患者・高齢者の場合でも、重大な後遺障害が残ったり死亡してしまったケース、特に本人・家族にとって予想外の重大な結果となった場合には、家族との関係性次第では、訴訟等も含めた大きな紛争となるリスクがあると考えておいてください。

4 発生リスクの高いトラブル類型と対応のポイント

　高齢者に関しては、以下のような類型で重大なトラブルとなるリスクが高いと思われますので、参考にしてください。

家族のイメージと現実のギャップ

　前述のように、認知症患者・高齢者に関して紛争・訴訟の主体となるのは家族、特に相続人が中心となります。

このため、医療提供に当たっては本人の意思が最も重要であることは当然ですが、将来的な紛争・訴訟の予防という意味では、家族にも情報提供を行ったうえで同意を得ておくことが重要です（家族への情報提供についても本人同意が必要なのが原則ですので、本人が意思表示可能なうちに、誰に説明をしてほしいかを確認して記録しておきましょう）。

そして、家族が想定している経過と、起きてしまった結果との間に大きなギャップがある場合、「何か重大過誤があった」との疑念を招き、結果を受け入れがたいことから感情的にもシビアな紛争を巻き起こしてしまいます。

このため、患者本人の生命予後や回復の可能性、急変の可能性があること、特に高齢者においては転倒・転落を含めて悪結果を確実に回避することはできないことを家族に認識しておいてもらう必要があります。

この意味で、医療に過剰な期待を抱いている家族がいる場合、紛争のリスクが高いといえます。このような家族に医療の現実を理解してもらうことは現実的に難しいと思われますが、事実を伝え、ギャップを埋める努力をすることが必要です。そのような説明を行って記録に残しておけば、悪結果が起きた後でも、もともとあるリスクが実現したにすぎず、医学的には決して予想外の出来事ではなかったことが第三者にも理解してもらいやすくなります。

❷家族内で意見が一致しない場合

高齢者への医療提供の場面では家族内で方針が一致しないことも少なくありませんが、本人が死亡した場合は相続人の一部でも損害賠償請求権の一部を行使することができますので、注意が必要です。たとえ、まったく患者の医療・介護にかかわっていなかった家族で

あっても、損害賠償請求権を相続すれば、権利行使をすることは可能です。

　前述しましたが、本人に判断能力がある時点で、誰に説明をしてほしいか、意思決定をしてほしいかというキーパーソンを指定しておいてもらうとともに、重要な判断の場面では、そのキーパーソンに説明して同意を得るほか、他の家族も来院可能であれば全員に来てもらう、もしくはキーパーソンに家族内でよく話し合って決めるように求める、などの対策をとっておくとよいでしょう。

　「遅れてきた長男」類型と呼んでいますが、それまで医療・介護にかかわってこなかった家族が、本人が死亡するなどしてしまった後、それまで関与してこなかった遅れを取り戻すように医療機関の責任追及を行うことはよく経験するところです。

　医療従事者としても納得がいかないところだと思いますが、基本的には、それまでキーパーソンに行ってきた説明を改めて行い、キーパーソンと相談しながら本人意思（及び推定意思）に従って医療を提供してきたことを説明せざるを得ません。

❸終末期の意思決定

　終末期の意思決定、特に治療を中止する、開始しないという判断は非常に大きな紛争になるリスクがあることはp56~70で述べましたのでご参照ください。

5　まとめ

・認知症患者・高齢者における紛争の特徴は、主体が本人ではなく、家族、特に相続人が中心である。

- 紛争の類型には転倒・転落と身体拘束、誤嚥・窒息、褥瘡、終末期の意思決定など。
- 家族が持つイメージと現実の経過・結果が異なる際には大きな紛争となりやすい。
- 意思決定は本人の意思に従って行いつつ、家族にも説明をして同意を得ておく。
- 患者の病状や予後、悪結果などについて情報提供をし、認識のギャップを埋める努力をしておくと、将来的な紛争の予防となる。
- 過剰な要求、現実に履行不可能なレベルの要求をする家族にこそ、情報提供が必須。
- 重要な判断を行う際には、家族内で議論して結論を出してもらう。
- 認知症患者・高齢者における損害は、死亡や重大な後遺障害などの結果が生じた場合には相当高額の損害賠償が認容されるリスクがある。

> **コラム** ～医療紛争を解決するしくみ～
>
> 　医療紛争の最終的な解決について、段階ごとに簡単に紹介します。
> 　まずは、現場レベルでの解決としては、医療機関と患者さん・家族の間で話し合うことで解決、というケースが一番多いでしょう。1つは、苦情や請求があったけれども、説明したり回答したりしているうちに解決した、という状況です（それ以上の苦情はなかった、というフェードアウトも少なくないでしょう）。
> 　さらに、解決金やお見舞金の支払いなどの条件に双方が合意し、解決することがあります。特に請求額・支払額が大きい場合（大きくなるリスクがある場合）には合意書の締結が必須です。紛争全体が解決したことが第三者が見てもわかるように形に残し、紛争の蒸

し返しを防ぐためです。

　民事調停は裁判所で行う話し合いの手続きで、裁判官と調停委員が当事者の間に立って話し合いを進めます。医療に関する調停事件では調停委員は医療従事者（案件に応じて医師、看護師などが選ばれます）と弁護士が1名ずつ務めることが多い印象です。

　話し合いがまとまれば、通常は金銭支払いを中心とした合意を行い、「調停成立」となります。この合意内容は確定判決と同じ効力を持ちますので、紛争は終局的に解決です。合意ができない場合には調停不成立、もしくは取り下げにより手続きが終了します。

　最後に民事訴訟では、争点整理を経て人証調べ（証人尋問・当事者尋問等）を終えた段階で裁判所から和解勧試がなされるのが通常です。和解勧試では、裁判所の心証（事実認定や法的評価についてのその時点での裁判所の見立て）が双方に開示されるのが通常です（どの程度具体的に開示するかは裁判官によります）。

　当事者双方が開示された心証を踏まえて検討し、合意に至る場合には「和解」をすることとなります。この場合も、合意内容が調書に記載されれば確定判決と同一の効力を持ち、終局的に紛争解決となります。

　民事訴訟の判決は、公開の法廷でなされ、場合によっては報道されることからも影響が大きいところです。双方とも不服があれば高等裁判所への控訴、最高裁判所への上告・上告受理申し立てをすることができ、その場合訴訟が続くこととなります。

　統計によると医療訴訟の期間は一審だけでも平均約2年かかります。当事者にとっては精神的な負担も大きいでしょう。

　最近、「高齢者の損害」について非常に興味深い論文が発表されましたのでご紹介します（杉浦徳宏：判例時報2402号.p136-141）。

　本項で述べましたように、現状の裁判実務では、高齢者といえども1500～2000万円弱の死亡慰謝料が認められることが多くなっています。しかし、そもそも生命予後が限られている高齢者で、かつ基礎疾患や加齢も当然一定程度死亡の原因となっている状況で、そのような慰謝料を認めることが妥当なのか、疑問があります。

　また、家族が積極的に高齢者の介護をした場合、高齢者が死亡しても誰かから賠償金を受けることはできず、逆に高齢者が徘徊などで第三者に害を加えた場合家族が損害賠償のリスクを負うのに対し、高齢者を医療機関や介護施設に入院・入所させていれば、高齢者が死亡した場合、医療機関や介護施設から多額の損害賠償を受けられる可能性がある、というのはとても奇妙な状況です。

　このような状況で、医療集中部・医事部で6年間勤められた経験を持つ元裁判官である杉浦氏の論文「医療訴訟における高齢者が死亡した場合の慰謝料に関する一考察」が発表されました。

　概要を箇条書きでまとめます。

・これまでの裁判実務では、損害の算定においていわゆる交通事故基準を採用していた。

・しかし医療裁判で、このような評価をそのまま当てはめることは妥当ではない。

・医療訴訟で医療機関に責任がある場合、死亡慰謝料としては200万円を最低限とする、と提言したい。

　これまでの裁判例では確かに400万円、800万円と1000万円を切る死亡慰謝料を認定したものもありますが、多くは交通事故基準を参考に1500～2000万円弱の損害が認定されていたことからするとなかなか思い切った提言です。

　医療集中部・医事部の経験もある裁判官が、このような提言をさ

れたことは大きな意味があります。

　これを機に医療訴訟での高齢者の損害賠償額についても議論が進み、賠償額が妥当なものとなることを願うとともに、私も微力ながら議論の後押しをしたいと考えております。

3 ▶ 転倒、転落、身体拘束

① ▶ 70歳代の男性患者が脳出血でけいれん発作、意識消失して搬送され、入院し、ICU入室しています。意識が回復しましたが体動強く、興奮しています。

ベッド上に起き上がって座ってもふらつきがあり、点滴やバルーンカテーテルの自己抜去もあります。午後11時ごろ、不穏があるため医師の指示を受けセレネースを筋注しました。

しかし、午前1時、他の患者のアラームが鳴ったので対応に向かった1〜2分後、ドスンと音がして患者がベッドサイドに倒れていました。どのような過失を問われるでしょうか。

② ▶ 80歳代の女性が腰痛等のために入院しています。車椅子で自身で移動可能ですが、認知症と診断されており、かつ、他院で入院中にトイレに歩行した際に転倒し恥骨骨折の既往もあります。

午後9時ごろから頻回にナースコールを押しておむつ交換を求めていますが排尿はなく、車いすでナースステーションに来て、ふらつきながら立ち上がろうとしています。ナースステーション横の個室に入れてなだめましたが収まらないため、午後11時ごろにひも付きミトンを両手につけ、ミトンのひもをベッドの柵に固定して身体拘束しました。この身体拘束は違法でしょうか。

1　はじめに

施設においても、病院においても、高齢者の転倒は日常的に起こりうることで、高齢者が転倒してしまうと最悪の場合には命にかかわり、そうでなくても大腿骨頚部骨折をきたしてADLが一気に下が

って寝たきりになってしまうこともあります。

　他方で、職員数にも限りがあり多くの患者・入所者を常に見守れるわけではありません。しかも、リスクのある患者・入所者に対して身体拘束をすることは例外的な場合に限られ、身体拘束に対して風当たりが強い中、現場の看護師は非常に頭を悩まされているのではないかと思います。

　実際、身体拘束をすれば、違法な身体拘束だとして苦情を受けるとともに損害賠償の請求を受け、介護保険法上の施設では処分を受けたりすることがあるのに対して、患者・入所者が転倒・転落したら、見守りが不十分であったなどして損害賠償を請求されるリスクがあります。

　転倒・転落のリスクを正確に評価して予測することは不可能であるにもかかわらず、患者の安全のために身体拘束をすれば、そこまで転倒・転落のリスクはそれほど高くないから身体拘束の必要性はなかったと言われ（身体拘束しているから結果的に転倒は生じませんが、身体拘束をしなかった場合にどうなったかは分かりません）、転倒・転落してしまった場合には、事前にリスクが高いと評価することができたのだから、身体拘束を含めた対策をとる必要性があった、と主張されるのです。

　これはまさに「結果論」であり、医療従事者にとっては不可能を強いられることとなります。

　この点は、身体拘束を違法とする判決、転倒・転落に対して身体拘束をすべきであったとする判決、認知症専門病棟では窓は開かないようにしなければならないとする判決などが入り乱れ、もはや医療従事者の裁量が消失してしまい、転倒・転落が生じてしまえば結果責任を負わされかねないのが現状です。

転倒・転落と身体拘束の分野で医療従事者がジレンマに陥っている状況をお示しするとともに、このようなジレンマの中でどのように対応すべきか、解説します。

2　原則

1. 転倒・転落リスクの評価と対策

①▶リスクの説明・方針の説明等

　転倒リスクのある患者に対しては、入院時・入所時に、転倒・転落を防ぐためにできるだけ努力をするが、確実に予測して転倒・転落を回避することはできないこと、人員数の点からもとれる対策は限られていることにつき最初に説明をしておくとよいでしょう。

　特に、身体の自由をできるだけ尊重する方針の場合には、転倒・転落のリスクは一定程度残るものの、本人のQOL、人としての尊厳を考えてそのような方針をとっている旨説明し、家族の理解を得ておく方がよいでしょう。

②▶転倒・転落リスクを評価します。

　事実関係を聞き取り、転倒・転落リスクの評価を行い、記録しておきましょう。その際、転倒リスクが高いことを示す事実だけでなく転倒・転落リスクが低いことを示す事実も情報収集することを意識してください。

③▶転倒・転落リスクに従って、行動範囲と見守り方法を決定します。

　この際、医学的評価と、本人の希望を踏まえて選択します。

④▶最初に定めた方法で対策と見守りを実施します。

⑤▶以降は定期的に転倒・転落リスクの評価を行います。状態が変化し、必要があれば対策と見守り方法を変更します。転倒・転落のエピソードがあった場合、眠剤の開始、脳血管イベント等転倒・転落リスクに影響を与える新たな事象があった場合は改めて転倒・転落リスクを評価の上、対策を再検討します。

※やむを得ず身体拘束を行う場合は、以下の3要件を充たすことを確認し、記録に残しましょう。迷う場合は複数のスタッフで相談しましょう。緊急の場合で夜間等であれば医師の事前指示は必ずしも必要なく、家族の事前の同意も必ずしも必要ありません。身体拘束はできるだけ一時的にするとともに、家族には事後でもよいので報告しておきます。

i 患者の生命身体に対する危険の切迫性（切迫性）

ii 他の代替手段がないこと（非代替性）

iii 本件抑制の方法・態様が必要最小限のものであったか（必要最小限）

2. 転倒・転落時の対応

①▶まずは必要な医療処置を行います。

②▶以下の項目を参考に事実関係の確認を行い、記録に残します。
- 転倒・転落等のイベントが起きた時点がいつか
- 発見したのはいつか
- 発見後に行った処置
- 見守りはいつ行っていたのか（最後に確認したのはいつで、どのような状況だったか）
- 転倒・転落前の転倒・転落リスクはどのようなものだったか
- 何が起きたのか（複数の可能性がある場合は複数記載する）

③▶確認した事実関係と医学的評価を踏まえ、法的責任に関する組織の方針を決定します。

3 解説

❶身体拘束に対する規制（精神科病院）

まず、精神科病院については、精神保健福祉法第36条（精神科病院管理者による行動制限）第1項で「精神科病院の管理者は、入院中の者につき、その医療又は保護に欠くことのできない限度において、その行動について必要な制限を行うことができる。」とし、同条第3項で「患者の隔離その他の行動の制限は、指定医が必要と認める場合でなければ行うことができない。」としています。

そしてより詳細には昭和63年4月8日厚生省告示第129号が定めており、行動の制限として、「患者の隔離（内側から患者本人の意思によっては出ることができない部屋の中へ1人だけ入室させることにより当該患者を他の患者から遮断する行動の制限をいい、12時間を超えるものに限る）」、「身体的拘束（衣類又は綿入り帯等を使用して、一時的に当該患者の身体を拘束し、その運動を抑制する行動の制限をいう）」となっています。

認知症の患者の一部は精神科病院に入院しており、厚生労働省は認知症患者に対する身体拘束が増加しているのではないか、という問題意識を持っているようです。

❷身体拘束に対する規制（介護保険法上の施設）

介護保険法上の各施設については、都道府県が施設基準を定めることとなっていますが、その施設基準においては、多くの場合、「介護老人保健施設は、介護保健施設サービスの提供に当たっては、当該入所者又は他の入所者等の生命又は身体を保護するため緊急やむを得ない場合を除き、身体の拘束その他入所者の行動を制限する行為（以下「身体拘束等」）を行ってはならない」[1] といった定めが置

1）大阪府介護老人保健施設の人員、施設及び設備並びに運営に関する基準を定める条例（大阪府条例第118号第16条）

かれています。自施設のある都道府県の施設基準をご確認ください。

　この施設基準に違反したとされた場合には、都道府県からの処分のリスクもあり、実際、2016年3月25日は、埼玉県が、利用者に対し不必要な身体拘束を行ったとして、介護老人福祉施設・短期入所生活介護に対して6か月間の期間で新規入所者の受入停止および介護報酬請求20%減額の処分を下した事例なども存在するところです（根拠法令：介護保険法第92条1項4号・同第88条6項、同第77条1項5号、同第74条6項）[2]。

　介護保険法上の施設では、身体拘束に対してより慎重に行う必要があります。

❸身体拘束をした場合の違法性の判断方法

　身体拘束をしたことについてのトラブルは民事的なものが多いと思われますが、身体拘束の違法性が争われた訴訟では、一宮拘束訴訟と呼ばれる有名なケースがあり、最高裁が判断を示しています（最判平成22年1月26日最高裁民事判例集64巻1号219頁、名古屋高裁平成20年9月5日判決、名古屋地裁一宮支部平成18年9月13日判決）。

　そこで最高裁が示した判断は、以下のとおりです。

　すなわち、原則として、身体の自由は基本的人権の1つであり、医療機関といえどもむやみにこれを奪ってはならず、「入院患者の身体を抑制することは、その患者の受傷を防止するなどのために必要やむを得ないと認められる事情がある場合にのみ許容されるべき」とされました。

　そして、具体的には、以下の3要件を充たす場合には一種の緊急避難行為として違法性が阻却されるとされました。

---

2) http://www.pref.saitama.lg.jp/a0001/news/page/160328-16.html

　ケース②はこの訴訟の事案をもとにまとめたものですが、この訴訟での事案は、看護師がひも付きのミトンを両手に着け、ミトンのひもをベッドサイドの柵にしばりつけて拘束したところ、患者は口でミトンを取ろうとし、唇と手に擦過傷を負った、というものでした。長時間にわたって看護師が複数で対応し、なだめようとしたけれども落ち着かず、ベッド上に起き上がろうとするなどしている状況で、夜勤帯であったことなどから、転倒のリスクも相当あったと思われ、一時的に拘束をしたことはやむを得ず、少なくとも損害賠償を認めるレベルの過失があるとは思えません。

　しかし、実は同じ事案をもとに、地裁から最高裁まで、前述した3要件という同じ枠組みに従って判断がなされましたが、地裁と最高裁は3要件をいずれも充たしており身体拘束は違法ではないとする一方、高裁は3要件をいずれも充たしていない、違法な身体拘束と判断し、70万円の請求を認容したところに本件の恐ろしさがあります。

　このような裁判官による判断のばらつきは、医療・介護施設にとってはリスクというほかありません。

　上述した3要件の「規範」は身体拘束が違法か否かの判断のメルクマールとなるものですので、身体拘束をするかどうかを判断する際には、この3要件に該当するかどうかを要件ごとに検討し、記録

しておくことが必要です。

　これらの要件は抽象的なところもあり、看護師向けの研修などで事例検討していただくと、看護師は厳しめに判定してしまうことも多い印象です（ケース②でも他によい方法があったなどとして3要件を充たさない、と判断される方も多くおられますが、最高裁でもこの件での拘束は違法ではないと判断され、確定しています）。病院・施設でどの程度なら身体拘束するか、より具体的なルール作りをしておくと現場で対応しやすいでしょう。

　なお、この最高裁判決は身体拘束に医師の事前の指示が必要か否かについても事案に沿ったものではありますが判断を行っており、「前記事実関係の下では、看護師らが事前に当直医の判断を経なかったことをもって違法とする根拠を見いだすことはできない。」としています。

　少なくとも深夜に緊急性がある場合には、医師の指示なく看護師の判断で一時的に身体拘束をすることはありえます。可能であれば医師に連絡して指示を受けるに越したことはありませんし、看護師判断での身体拘束について、事前指示をしたり、病院・施設ごとのルール作りをしておけば、より安心して対応することができます。

　また、最高裁では争点となっていませんが、身体拘束に対して事前の説明と同意が必要か、という点については、地裁では本件では事前に説明を行う義務はないとし、高裁でも事後的に説明したことから義務違反はない、としています。

　身体拘束の要否は、まさにその時点での転倒・転落リスクの高さ等から判断すべきものですので、事前に包括的な同意を得ることで違法性がなくなるものではありません。

　入院・入所時に身体拘束に関する包括的な同意書（3要件を充たす

場合には医療従事者の判断で身体拘束をすることに同意、等の内容となるでしょう）を取得しておくことには一定の意味がありますが、重要なことは、その時点で3要件を充たしているかどうかをきちんと確認することにあります。

❹転倒・転落に対する責任追及

転倒・転落が生じてしまった場合には、転倒・転落リスクの評価が不十分・不適切であった、見守りが不十分だった、センサーマットなどのデバイスを用いるべきであった、などといった過失の主張がされますが、あろうことか「身体拘束すべきであった」と主張されることもまれではなく、実際に「身体拘束すべきであった」との注意義務を認め、損害賠償請求を認容した判決も存在します（広島高裁岡山支部平成22年12月9日判決等）。

この場面では、転倒・転落リスクを踏まえ、どのような対策をとるべきであったかが問題になりますが、実際に転倒・転落が生じてしまっていますので、いわゆる「**後知恵バイアス**」がかかってしまうことは避けられませんし、振り返ってみれば、当然転倒・転落のリスクがあることを示す事実がたくさん見つかりますので、転倒・転落を予測できたかのように見えることが問題です。

ここで法的責任の検討において重要なのは、「**行為の当時どうすべきだったか**」です。例えばふらつきや眠剤の服用、転倒・転落の既往があることなどの事実は、転倒・転落が起きた後で見れば、いかにもリスクがあることを示す事実ですが、実は多くの高齢者で同じような既往が存在し、それらの高齢者が皆入院・入所中に転倒するわけではないでしょう。

実は裁判所は個別の事例ごとに過失の有無を判断しているにすぎ

ず、「判決で示した基準を多くの患者・入所者に当てはめて対応できるか」という視点はあまり意識できていないように思われます。

このため、医療・介護施設としては、逆に、転倒・転落リスクの評価は不確実であること、転倒・転落リスクが高いことを示す事実、転倒・転落リスクが低いことを示す事実を収集して総合的に判断することを本人・家族のみならず、裁判所にも理解してもらうことが必要です。

転倒・転落リスクが高くないことを示す事実も意識して情報収集し、記録に残しておく姿勢が重要です。原則論で述べたように、これらの医学的事実をホームページや契約書、重要事項説明書にも記載しておき、情報提供しておくことも重要だと考えます。

ケース①は前述の広島高裁の事案をもとに作成しましたが、残念ながらこの事案では、高裁は前述した最高裁の3要件を基準に検討し、転落を防止するために抑制帯を用いる義務があったと判断しました。

実は、最高裁の3要件は「身体拘束が違法でない場合」を判断するための基準であり、「身体拘束をしなければならない場合」を判断するための基準ではありません。身体拘束をする法的義務があるかどうかの判断で3要件を基準とすることは医療従事者の裁量を消滅させるものではないかと考えています。

裁判所の判断はいかんともしがたいところですが、身体拘束をすべき、と認められるケースもあることから、繰り返しになりますが、判断に迷う場合には、前述の3要件を基準に要件ごとに判断して記録に残しておくことが重要です。

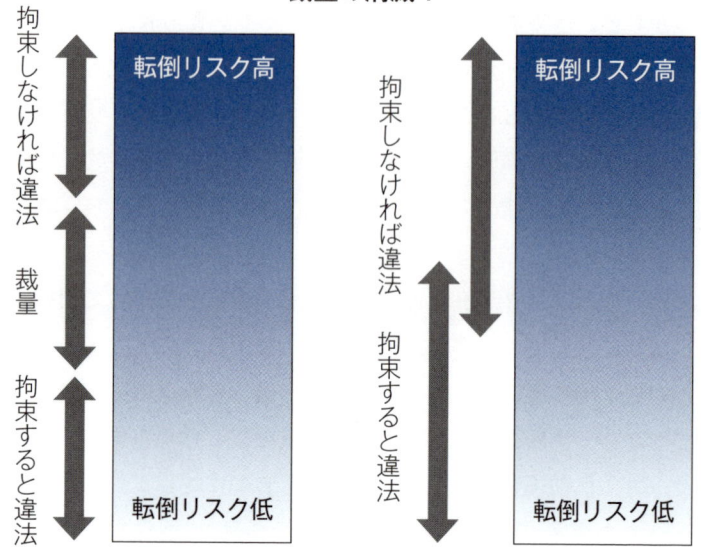

裁量の消滅？

❺転倒・転落に対する責任追及（土地工作物責任）

　p92で述べた問題は、「患者・入所者の当該場面でのリスクを踏まえて何をすべきか」という議論です。しかし、特殊な責任追及の類型として、民法第717条第1項の「土地工作物責任」にあたるというものがあります。

　これは、建物の設備などが必要な安全性を備えているかを判断するもので、消防設備や、エスカレーターの事故防止措置などで争われてきました。近年、介護施設での食堂の窓に関してこの土地工作物責任を認めた裁判例が出ているので紹介しておきます（東京高裁平成28年3月23日判決、事件番号平成26年ネ第5371号）。

　この事案では、施設2階にある認知症専門病棟の食堂の窓にストッパーがつけられて人が外に出られないようになっていました。帰

宅願望のある認知症患者が、窓を開け閉めしてこつこつとストッパーに当ててストッパーを外して窓から外に出、転落して死亡したのです。

裁判所は、「認知症患者の介護施設においては、帰宅願望を有し徘徊する利用者の存在を前提とした安全対策が必要とされ、上記のような利用者が、2階以上の窓という、通常は出入りに利用されることがない開放部から建物外へ出ようとすることもありうるものとして、施設の設置又は保存において適切な措置を講ずべき」であるなどとして、このような設備は「瑕疵」(法律上、何らかの欠点や過失があること)がある、と判断しました。

この論理であれば、認知症専門病棟は精神科病院の閉鎖病棟のようにしなければならない、ということになり、高齢者の人権を尊重すべき、という社会的な流れにも反する判決のように思われます。

しかし、残念ながら最高裁でもこの判断は覆らず、判決は確定してしまっています。

❻どのように対応すべきか

このようなジレンマの中でどのように対応すべきでしょうか。

実は、転倒・転落リスクに対して、どのような対策をとるべきか、という点は一種の契約内容という側面もあります。

「常に職員が入所者の動静を見守るべき義務があった」との主張に対して、そのような契約内容であったかを、契約書、重要事項説明書等の書類、当該施設ができる限り入所者に対する拘束を少なくすることが基本的方針とされていたことなどを事実認定したうえで、原告が主張する義務はないとした裁判例もあります(福岡高裁平成24年12月18日判決、福岡地裁大牟田支部平成24年4月24日判決、賃金と社会保

障1591・1592号101,121頁）。

この裁判例を踏まえ、家族や裁判所の誤解を解き、転倒・転落に関する医学的な知識を持ってもらうこととの関係でも、入院時・入所時に情報提供をすること、施設であれば重要事項説明書・契約書等に盛り込んでおくことが重要です。

転倒・転落を防ぐためにできるだけ努力をするが、確実に予測して転倒・転落を回避することはできないこと、人員数の点からもとれる対策は限られていることにつき最初に説明をしておくとよいでしょう。特に、本人の身体の自由をできるだけ確保することを重視する方針をとる場合には、その旨を明示しておくべきでしょう。その点につき患者・家族から異論がなかった、ということも契約内容解釈の参考になります。

身体拘束を含めてどのような対策をとるべきかは、前述した3要件を基準に、それぞれの場面で判断せざるを得ません。病院・施設ごとにルールを決め、それに従った運用をしていくのがよいでしょう。

また、転倒・転落が生じてしまった際には、結果論で評価されるリスクが生じますし、医療従事者は転倒・転落のリスクがあることを示す事実を意識的に収集する傾向がありますので、転倒・転落のリスクが低いことを示す事実も意識して収集して記録に残すようにしましょう（指示に従いトイレに行く際はナースコールを押せている、ふらつきなくトイレ歩行できている、など）。

 発生リスクの高いトラブル類型

この点は、やはり転倒・転落リスクの評価に尽きます。

特に、転倒リスクがあるから注意してほしい、と家族が強く要望している場合には注意が必要です。このようなケースで実際に転倒・転落が起きてしまうと、家族は「リスクを伝えていたのにどうして見てくれていないのか」と強い不満を覚えることになります。

　もう1つは、転倒・転落の結果重大な結果が生じた場合です。患者・入所者が被った損害の額が大きい場合には大きなトラブルになりやすいことからも、死亡はもちろん、不可逆的な障害が残った場合に注意が必要です。

5　まとめ

・転倒・転落と身体拘束の場面は、転倒・転落を確実に予測して防ぐことは現実に困難であるにもかかわらず、身体拘束をしても、転倒・転落が生じてしまっても、それぞれの場合に結果論として責任追及がなされうる状況にある。

・入院・入所時に、転倒・転落と身体拘束に関する情報提供、身体拘束に関する病院・施設の方針を提示しておくことが重要。

・入院・入所時にリスク評価を行うが、転倒・転落リスクが高いことを示す事実だけでなく、転倒・転落リスクが低いことを示す事実も収集して記録することが重要。

・身体拘束をするべきかどうかは、個別の場面ごとに、前述した3要件（切迫性・非代替性・必要最小限）を基準に判断して記録に残す。

　家族の想定と、現実に起きたことの間のギャップが大きいほど、大きな紛争になるリスクが高まります。

　転倒・転落に関して一番の問題は、医療・介護の「プロ」なら転倒・転落のリスクを評価して適切な対策をとれるはずだ、だから入院・入所している高齢者には「事故」は起きないはずだという根拠のない思い込み（一種の「信仰」というべきかもしれません）が社会にはびこっていることです。

　このような思い込みがあると、実際に「事故」があった時に自分の認識とのギャップの大きさから、「プロが見ていたのになぜそのようなことが起きたのか」「初歩的なエラーがあったのではないか。」と疑念を持たれ、感情的にも大きな反発を呼びます。

　しかし、現在の医療現場・介護現場のマンパワーで高齢者の転倒・転落を確実に回避することは現実に不可能ですし、転倒・転落をできるだけ防ごうとすると、身体拘束も含めた行動制限を積極的に行うことになりかねず、高齢者本人の人権の保護・尊重に逆行することとなります。ただ、このような「現実」は、黙っていれば自然に理解されるわけでは決してありません。

　医療・介護現場でも、このような「認識のギャップ」を少しずつ埋めていく努力が必要です。ホームページへの掲載、入院・入所の際の説明、病棟への掲示などで繰り返し事実をお伝えすることで、家族の持つ上記の「信仰」を少しずつ修正していきましょう。

4▶食事と誤嚥・窒息

①▶脳梗塞後遺症、認知症があり、これまでにも嚥下性肺炎を繰り返している80歳代女性患者が再度の脳梗塞を起こし、急性期病院で治療を受けた後、療養型病院に転院してきました。

　幸い今回の脳梗塞は範囲も限られており、治療も早期に行ったため新たな後遺症はないとのことです。本人は経口摂取をしたいとの気持ちが強いのですが、家族は胃瘻造設を希望しています。どの栄養法を選択すればよいでしょうか。

②▶特別養護老人ホームに入所中の80歳代女性入所者に対して施設の食堂で食事を提供したところ、配膳から5分後に意識を失って机に突っ伏しているのを発見しました。

　看護師を呼ぶとともに入所者の状況を確認したところ心肺停止しており、口腔内・咽頭に食物が多量にあったため、食物をかき出して心肺蘇生処置を行いましたが、救命できませんでした。どのような法的責任が問われうるのでしょうか。

1　はじめに

　高齢者の食事と誤嚥・窒息は非常に難しい問題です。

　食事は、人が生きる上での楽しみの中で大きな割合を占めるものの1つです（個人差はありますが）。ですが、毎年正月には、高齢者が餅をのどに詰まらせて死亡したという報道がなされているように、摂取した食物で窒息して命を落とす例も珍しくありません。医療・介護現場でもそのようなイベントは一定数生じてしまいます。

さらに、高齢者においては嚥下性肺炎[1]は頻度の高い疾患です。不顕性誤嚥も嚥下性肺炎の原因とされており、単純に経口摂取中に食物が気道に入った結果肺炎が起きる、というものではなく、医療・看護・介護をつくしていても、確実に回避できるものではありません。

しかし、社会的に誤嚥について十分な理解は得られていないのが実情です。

「食物が気道に入って肺炎を起こしたものだ。経口摂取させるべきではなかった」「見守りをきちんとしていれば誤嚥・窒息は確実に防げるはずだ」といった誤解があることは否定できません。後述しますように、患者・利用者の家族はもちろん、裁判所・捜査機関ですらこのようなイメージを持っているのではないかと思われ、医療従事者としては注意が必要です。

食事と誤嚥・窒息について本人・家族に正しい理解を持ってもらう、トラブルが起きた際に裁判所・捜査機関などにも正しい理解をしてもらうという視点も含め、食事と誤嚥・窒息の問題について、どのように考えて対策をすべきかを解説します。

2 原則

1. 嚥下機能の評価・栄養法の選択

以下の流れを意識しましょう。嚥下機能に大きな問題がない場合は省略したり、簡易な評価・判断を行うことも可能です。

① 嚥下機能を評価します。

嚥下機能に関する聞き取り、嚥下機能の評価を行い、記録しておきましょう。

1）誤嚥性肺炎という用語も昔からよく用いられていますが、言葉のイメージとして、「誤嚥性肺炎」は、「誤って」という文字からも起こるべきでないことが起きている、という誤解を与えやすいように思われますので、本稿では「嚥下性肺炎」の用語を用います。

水飲みテストなど簡易なものでも、実施して記録することには意味があります。

②▶嚥下機能評価に従って、栄養法、提供する食事の形態・量等を決定し、見守り方法を決定します。
　この際、医学的適応と本人の希望を踏まえて栄養法を選択します。時間的余裕があれば本人・家族と話し合いながら決定します。

③▶嚥下機能に問題がある場合は、初回食事に観察を行い、問題がない場合もその旨記録しておくことが重要です。

④▶最初に定めた方法で食事の投与と見守りを実施します。

⑤▶以降は定期的に嚥下機能の評価を行い、状態が変化し、必要があれば栄養投与の方法、提供する食事の形態・量等を変更します。飲水・食事中のムセの繰り返しや明らかな誤嚥、嚥下性肺炎の繰り返しなどのエピソードがあった場合、脳血管イベント等嚥下機能に影響を与える新たな事象があった場合は改めて嚥下機能を評価の上、栄養投与の方法を再検討します。

2. 食事提供時の急変への対応方法
①▶まずは救命のための処置を行います。

②▶以下の項目を参考に事実関係の確認を行い、記録に残します。急変時は、分単位で正確な記録を残すことが重要です。
　・急変した時点がいつか
　・発見したのはいつか
　・発見後に行った処置
　・見守りはいつ行っていたのか（最後に確認したのはいつで、どのような状況だったか）

・事前の嚥下機能の評価はどのようなものだったか
・急変の原因は何か（複数の可能性がある場合は複数記載する）

③▶確認した事実関係と医学的評価を踏まえ、法的責任に関する組織の方針を決定します。

3 解説

❶栄養法選択の考え方

嚥下機能に問題がない場合、経口摂取が原則です。

しかし、高齢の患者では加齢の影響のみならず、様々な基礎疾患・既往症が原因で嚥下能力が低下し、食物の誤嚥をしたり、嚥下性肺炎を繰り返し起こしたりしてしまいます。しかも、このような誤嚥、嚥下性肺炎を完全に回避することは困難です。喉頭気管分離術などの誤嚥防止手術を行えば別ですが、一般的には高齢者でこのような治療を希望する患者・家族はあまり多くないと思われます。

そのような状況での栄養法は、経口摂取のほか、経鼻経管栄養、胃瘻・腸瘻、中心静脈栄養などが候補となりますが、どの栄養法を選ぶべきでしょうか。

p56~70で解説しましたように、これは意思決定の場面です。そして、栄養法の選択においては、医学的にこれが絶対の選択というものがない中、経口摂取をどの程度希望するのか、胃瘻や経鼻経管栄養を希望するかといった患者・入所者本人の考え方も重要となります。医学的評価を基礎に、患者・入所者の考え方を考慮して栄養法を選択することになります。

嚥下機能が低下している場面では認知症をきたすなど判断能力も

低下していることが多く、患者・入所者の考えは、現時点での一応の意思表示（判断能力が低下しているものの意思表示が可能な場合）、判断能力低下前に医療従事者に行った意思表示や、書面での事前指示、本人の人となりをよく知る家族が行う本人の希望の推測などから、「本人であれば何を希望するか」を推し量ることとなるのが通常でしょう。

　設例のように、判断能力が不十分となってしまった本人と家族の意見が乖離する場合は、本人の判断能力を評価し、本人の現時点での意思表示がどの程度の理解の上でのものなのかを確認するとともに、「本人だったら何を希望するでしょうか」をキーワードに家族と話し合いを進め、本人の意思を推測していくことが重要です。

　なお、胃瘻・腸瘻造設を行う場合には一定程度以上の身体侵襲を伴いますので、原則として本人の同意が必要で、本人の判断能力が十分でない場合は、キーパーソンに説明の上同意を得るべきです。本人に判断能力がないが身寄りもない場合には倫理委員会での承認を得るなど、複数人・多職種での検討を経ておくべきです。

　また、嚥下性肺炎、誤嚥・窒息に関する社会的な理解が十分得られていないことからも、入院・入所の最初の時点で本人・家族にきちんと情報提供をしておくことは重要です。

　嚥下機能に問題がある場面では、情報提供の対象は主に家族、キーパーソンです。特に、長期の入院・入所が前提となる慢性期の医療機関・施設では、加齢等により嚥下能力が低下してしまうこと、嚥下性肺炎は経口摂取だけでなく不顕性誤嚥によっても生じると考えられていること（胃瘻を造設して経口摂取をしていない場合でも嚥下性肺炎が生じることを説明するとわかりやすいかもしれません）、嚥下機能を評価し、患者・入所者本人の希望を踏まえて栄養法と見守り法を選

択しますが、多くの患者・入所者を見守られなければならないことから、医学的な必要性に応じた見守り体制をとらざるを得ません。

そこで、誤嚥・窒息といったイベントを100％避けることは困難であることなどを説明する文書を作っておき、ホームページに記載したり、入院・入所時の説明文書に含めておくとよいかと考えます。

このような説明は、家族にも「誤嚥・嚥下性肺炎も起こりうるもの」と心づもりをしてもらうきっかけになるとともに、裁判所や捜査機関に対しても、確実な回避は難しいものだ、と理解してもらうための材料になるでしょう。

後述の医学的評価と本人の希望から判断し、本人の希望を考慮した栄養法の選択をする場合はどうするべきでしょうか。特に嚥下機能の低下はあるが、経口摂取の希望が強いことから経口摂取を行う場合には、誤嚥等のリスクを事前に説明し、本人の希望も踏まえて経口摂取を選択していることを説明しておくのがより丁寧で、事後的なトラブルの発生の予防にもつながると考えます。

❷嚥下機能の医学的評価と記録

栄養法の選択にあたっては、まず、嚥下機能について事実確認をしたうえで医学的な評価を行うことが必須です。

事後的な責任追及の場面でも、栄養開始前にどのような嚥下機能であったのか、評価の前提となる事実としてどのようなものがあったのか、それらの事実を踏まえてどのように評価できるのかがきわめて重要となってきます。

医学的評価は、転倒・転落リスクの評価の場合と同様で総合判断にならざるを得ず、「嚥下機能が低下していることを示す事実」と「嚥下機能が保たれていることを示す事実」の双方を確認し、記録

に残しておくことが重要です。

　医療従事者は、「嚥下機能が低下していることを示す事実」には敏感に反応し、記録しますが（それはとても重要なことですが）、事後的な紛争の場面を考えると、「嚥下機能が保たれていることを示す事実」（例えばムセなく全量摂取できていた、自宅では○○をおやつとして摂取していたがムセや誤嚥はなかった、これまで嚥下機能の問題を指摘されたことはない、など）を意識的に記録する姿勢も重要です。

　嚥下機能の医学的な評価は、いくつかの節目で行う必要がありますが、まずは入院時・入所時が肝要で、栄養法を開始するに先立って、最小限の評価を行うことが必要です。

　その際、現病歴・既往歴（嚥下性肺炎の有無も確認しておきましょう）のほか、これまでの栄養方法と摂食量、食事に関するエピソード（ムセ等の有無を含みます）、過去に行われた嚥下機能の評価があれば確認し、記録しておきましょう。

　他院・他施設から紹介された場合には、前医・前施設からの診療情報提供書、看護・リハビリ情報の申し送り事項に記載されているのが通常で、これらの情報を確認しておきます。

　そして、**栄養開始時の観察は非常に重要です**。嚥下機能に問題があると疑われる患者・入所者については、ベッドサイドでの観察、場合によってはSpO_2を測定しながら栄養開始するとよいでしょう。

　ここでムセを繰り返したり嚥下できない、SpO_2が下がるなどする場合には注意が必要で、栄養法を変更するかどうかを検討しなければいけません。逆に、問題なく摂食できた場合には、観察を行ったこと、ムセ等がなくSpO_2の低下もなかったことを簡単でもよいので記録しておきましょう。

　また、嚥下機能に関する専門的な検査と医学的評価をできる医療

機関は限られていますので、各施設の規模・性質に合わせた情報収集と評価を行えばよいでしょう。少なくとも、比較的簡易で信頼性も高いとされる水飲みテストなどの嚥下機能検査を行い、記録に残しておくのがよいと考えます。入院・入所直後に難しいとしても、嚥下機能に疑義がある患者・入所者については早期に実施しておくとよいでしょう。

入院・入所当初に嚥下機能の評価をした後は、一定期間（病状にもよりますが、慢性期であれば月単位で十分と思われます）で嚥下機能の再確認をするとともに、認知機能低下や脳血管イベント・疾病の増悪等、嚥下機能を悪化させる病状の変化があった場合、食事中にムセを生じたり嘔吐する、嚥下性肺炎が疑われるなど、嚥下機能と栄養法がマッチしていない疑いが出てきた場合に再評価をすることとなります。

定期的な再評価をして、問題がない場合にはその旨記載しておくとベストです。

なお、高齢者では嚥下機能の変動があると思いますが、一時的な機能低下と評価した場合は、「ムセあるも一時的であるため経過観察」等と判断内容も含めて記載しておきましょう。単に「ムセあり注意が必要」といった記載だけをすると、問題点に気づいていたが放置していた、と誤解されかねません。

❸見守り・介助

見守りの頻度については、嚥下機能評価に従って設定することとなります。特別な見守りが不要な方から、常時横について介助・観察が必要な方まで、ある程度のパターンを病棟で定めておくとわかりやすいでしょう。

見守り・介助の問題は、「リスクがある患者なのだから見守りをすべきだった」という脈絡で問題にされることが多く、**嚥下機能評価に従い、必要な見守り・介助のレベルを設定しておくこと、設定したレベルの見守り・介助を実行することが重要です。**

病院・施設自身で設定した見守り・介助が実施できていない、ということになると、有害事象が生じたときに過失ありと判断されるリスクがありますので、現実に実施できるレベルの見守り・介助とすること、いったん定めたことは合理的な理由がない限りきちんと実行すべきことに注意してください。

❹誤嚥・窒息疑いのイベントが起きた際に問われる法的責任

食事に関する重大なトラブルが生じるのは、実際に有害事象が起きてしまった場合、つまり、食事中に誤嚥・窒息が生じてしまった場合（もしくはそう疑われる場合）や、嚥下性肺炎を繰り返す場合が大部分を占めます。

逆に、有害事象が起きていないが、栄養法の選択に関して重大なトラブルになる、というケースは少ないように感じます。

そして、医療・看護・介護に関して追及される法的責任としては民事責任、刑事責任、行政処分の3つがありますが、その概要は以下のようなものです。

民事責任では債務不履行（民法第415条）もしくは不法行為（民法第709条等）に基づく損害賠償請求、すなわち金銭の支払請求がなされるのが通常で、話し合いでの解決ができない場合には民事訴訟（いわゆる医療訴訟）が提起されることがあります。

通常は医療機関の設置者（医療法人等）に対して請求がなされ、民事訴訟では被告になりますが、感情的な軋轢が強い場合には、医療

従事者も請求の対象となることがあります。

　食事に関する民事責任は、嚥下機能の評価が不十分であった過失、栄養法や食事の形態の選択を誤った過失、見守りを怠った過失、誤嚥・窒息後の治療や処置を誤った過失があるなどとして、死亡慰謝料等の損害を賠償するよう求められるのが一般的です（民法第415条、第709条）。

　これに対して、刑事責任は、業務上過失致死傷罪（刑法第211条）に当たるとして医療従事者個人の責任を問われます。

　警察・検察による捜査を経て、公訴提起、もしくは略式命令請求がなされると、裁判所が、被告人となった医療従事者に対して刑法第211条に定める刑罰（5年以下の懲役もしくは禁固、または100万円以下の罰金）を負わせるかどうか判断するものです。

　略式命令請求の場合には、被告人が争わないことが前提ですので、執行猶予が付されるか、罰金にとどまりますが、100％有罪になります。

　公訴提起もしくは略式命令請求をするかどうかは一部の例外を除き検察官の裁量にゆだねられています。医療従事者の刑事責任が追及されるのは、これまでの例ですと、死亡を含む重大な結果が生じ、かつ、その結果が医療従事者の重大かつ初歩的な過失により生じたと検察官が判断した事例に限られています。

　誤嚥や窒息はできるだけ回避すべきであることは間違いありませんが、多くの患者・入所者を管理する中で100％このような事故を回避することはできないでしょう。誤嚥や窒息が生じたからといって重大かつ初歩的な過失といえるものでは決してありません。

　しかし、先日、特別養護老人ホームで入所者が誤嚥により窒息したとして、食事提供と見守りをしていた准看護師の刑事責任（業務

上過失致死罪）が問われ、地裁で有罪判決が下されました（長野地方裁判所松本支部平成31年3月28日判決。事件番号平成26年（わ）第260号）。

　これは、少なくとも一部の検察官は、食事により患者・入所者が窒息して死亡した場合には、医療従事者に重大かつ明白な過失があると考えていることを示します。

　一般論として刑事責任を追及されるおそれが高いのは、患者・入所者が食事中に窒息するなどして短時間で死亡に至った事例で、かつ、遺族の処罰感情が高い場合です。

　このような事態が生じた際に損害賠償責任が認容されることは、損害賠償責任保険によりカバーされることもあり、まだ許容できますが、医療従事者個人に対して刑事責任を問うことに意味があるとは思えません。しかし、残念ながら検察官、裁判官がこのような考えを理解しているとはいえないのが現状と言わざるを得ません。

　法的責任の行政処分は、医師・看護師・薬剤師等の資格を持つ医療従事者個人に対して、免許取消・業務停止・戒告等の処分が行われるものです。

　行政処分は、通常刑事訴訟で有罪が確定した場合に量刑の重さを基準になされるのがほとんどです。薬物関係の犯罪、わいせつ関係の犯罪など、医療従事者に求められる職責及び信頼に反する犯罪については重い処分が下されますが、いわゆる医療過誤事案については、結果の重大性、過失の大小を中心として事案に応じた判断がなされることとされています[2]。

　以上のように、食事による誤嚥・窒息に関して追及される法的責任は民事責任が中心ですが、食事による誤嚥・窒息で短時間で患者・入所者が死亡した場合には、医療従事者個人に対する刑事責任を問われ、有罪となった場合には引き続き行政処分がなされるリス

---

[2] 医道審議会保健師助産師看護師分科会（平成14年11月26日、平成28年12月14日最終改正）「保健師助産師看護師に対する行政処分の考え方」

クがありますので注意が必要です。

　実際に有害事象が起きた際の対応方法についてはp117以降で解説します。

❺有害事象発生時の対応方法

　有害事象が実際に起きてしまった場合には、その後紛争になることを踏まえて、事実確認を行い、方針決定を行うこと、そして記録を残すことが非常に重要です。ポイントを絞って解説します。

　まず、食事中の誤嚥・窒息、もしくはそれが疑われる急変のイベントが生じた場合ですが、まずは必要な医療・看護を尽くし、救命と病状の回復に努めることが最優先です。

　そのうえで、**急変時には、分単位で正確な経過を確認して記録しておくことが必須です**。救命のための処置が一段落した段階で、当日かかわった医療従事者を集めて、経過の確認をし、記録にまとめます。特に急変した時間、発見した時間、他のスタッフの助けを呼んだ時間、救命のためにいつ何をしたか、という点をきちんと確認して記録しておきましょう。

　急変した時間については、不明な場合もあると思いますが、その際は「不明」としたうえで、可能な範囲で時間帯を絞りこんでおきます。

　また、急変前の状況を振り返って確認し、記録しておくことも重要です。

　例えば配膳後に短時間食事の様子を見ており、特に問題なく摂食できていた場合、通常記録には残さないでしょう。しかし、急変が生じた後では、急変直前の状態、特に問題がないことが確認できていたことが非常に重要となります。

急変前に無事が確認できたのはいつか、その時点で急変の徴候が
あったか（なかった場合はその旨記録しておきます）、当該患者・入所者
について予定したレベルでの見守り・介助ができていたか、といっ
た点を確認して記録しておきましょう。

　複数のスタッフがいれば記憶が食い違うこともあると思いますが、
その場合には無理に1つの経過にまとめるのではなく、食い違う点
は複数の記載に分ける（職員の記憶ごとに複数の記載を行う）こともや
むを得ません。

　また、急変の原因についての医学的な評価も非常に重要なポイン
トです。診療記録、介護記録、死亡診断書やアクシデント報告書を
含め、専門家である医療従事者が急変の直後、急変の原因をどう評
価していたか、という点は紛争になった場合にも非常に重要な証拠
となります。

　例えば食事中の患者・入所者が意識を失って倒れ、口腔内に食物
が多量にある、という場合、医療従事者としても「窒息では？」と
まず最悪を想定してしまうと思います。

　実際には脳血管イベント・心血管イベントなどで意識を失った結
果そうなったのか、それとも食物で窒息した結果そうなったのか、
という点は簡単に判断できるものではなく、食物による窒息の頻度
は実際にはそれほど高くないのではないか、との報告もあるようで
す。

　いったん、「窒息だと考えられる」と説明したり、記録に残した
場合、この判断が独り歩きしてしまい、後でこの判断を覆すことは
事実上非常に困難になります。医学的な根拠があって「実際には心
血管イベントが死因だと考えられる。窒息だという当初の診断は間
違いだった」と説明しても、なかなか遺族の理解が得られないケー

スが多いでしょう。

　急変の原因、死因の判断については、慎重にすべきこと、複数の可能性が考えられる場合はその旨記録し、説明もそのように行うべきだと考えます。調査が未了の段階では、「何が起きたのか確認したうえで改めて説明します」とだけ説明し、調査が済んだ段階で正確な説明をすべきです。

4　発生リスクの高いトラブル類型

　食事と誤嚥・窒息に関しては、実際に有害事象が生じた場合、すなわち、誤嚥等のイベントが生じた場合、嚥下性肺炎を繰り返す場合などがあります。特に食事中に急変して短時間で死亡された場合には重大なトラブルとなるリスクが高いところです。

❶食事中の急変・死亡

　この類型は、いかにも起きてはいけないことが起きた、食事により窒息したのではないか、という短絡的な連想を呼びやすいところですので、慎重な対応が必要です。

　特に食事中に急変し、短時間に（24時間以内）死亡された場合には、前述したように刑事責任すら追及されるリスクがありますので、病棟を挙げて、組織を挙げての対応が必要になります。関係性にもよりますが、顧問弁護士にも連携のために早めに連絡しておくべきでしょう。

　この類型では、経口摂取をさせるべきではなかった、食事の形態が不適切だった、見守りをしながら摂取させるべきだった、頻回に見守りを行い急変を早期に発見すべきだった、急変時の処置が遅れ

た、急変時の処置が不適切だった、等の主張をされることが想定されます。

　事実関係及び評価の点では、急変の原因が何であるか、急変から発見、処置の詳細な事実経過がどのようなものだったか、嚥下機能がどのようなものであったかといった点がポイントとなります。

❷嚥下性肺炎の繰り返し

　嚥下性肺炎を繰り返すケース、特にその後全身状態が悪化して死亡した、というケースでは紛争になることも考えられます。

　この類型では、主に民事的な紛争になることが想定され、その際には嚥下機能の評価が不十分であった、栄養法や食事の選択が不適切だった、嚥下性肺炎に対する治療が不適切であったなどの過失が主張されるでしょう。

　この類型では過失が明白かつ重大とは言いにくく、かつ因果関係の立証も容易ではないのが通常で、刑事責任が追及され、公判請求等がなされる可能性は少ないでしょう。

　事実関係及び評価の点では、嚥下能力がどのようなものであったか、嚥下性肺炎の原因、死亡の原因が何か、といった点が主な争点になると思われます。

❸嚥下機能に問題があるにも関わらず本人が食事をしたがる場合、家族が経口摂取を希望する場合

　この類型が医療従事者にとって一番切ない場面かもしれません。

　本人の希望を踏まえ、元気なころ好きだったものを一口食べさせてあげたいとの家族の希望があったのに、いったん誤嚥が生じると、手のひらを返し、「リスクがあると説明を受けていたらそのような選択はしなかったのに」と責任を追及されることがあります。

ご本人やご家族の想いもありますが、嚥下機能の医学的評価から
して、適切でない食事を投与したい、との希望があった場合、とろ
みをつけるなど嚥下しやすいように工夫することもありますが、摂
食によるリスクがある場合にはやはり、「現在の患者本人の嚥下機
能からはリスクがあること」を説明し、記録に残しておくことが最
低限必要でしょう。

　また、リスクを説明したり、仮に同意書を得たからといって免責
されるものではなく、窒息のリスクが高い食材（カットしていない餅
など）については、リスクを説明した上でも許可してはいけません。

5　まとめ

- 誤嚥・窒息はきちんと対策していれば生じないはずとのイメージ
は社会の中に残っている（検察官や裁判官を含む）。
- 医療従事者としては、嚥下機能に問題のある患者・入所者につい
ては、入院・入所時に嚥下性肺炎、誤嚥や窒息についてのリスク、
考え方について情報提供をしておくことが必要。
- 入院・入所時に簡易な方法でもよいので、嚥下機能の医学的な評
価と本人の希望の確認を行い、栄養法・食事内容を選択する。
- 嚥下機能の医学的評価においては、リスクが高いことを示す事実、
リスクが低いことを示す事実の双方を確認して記録することを心が
ける。
- 見守り・介助については嚥下機能、病院・施設の状況に応じてレ
ベル設定を行い、定めた内容できちんと実施する。
- 有害事象が生じた場合、救命・回復のための処置が最優先だが、
速やかに事実関係の確認と医学的評価、記録をすることが非常に重

要である。

入院・入所している高齢者に本人の好物を食べさせて元気づけてあげたい、と思うのも人情かもしれません。悩ましいのは、本来は（嚥下能力の点等から）食べさせてはいけない差し入れで高齢者が誤嚥した場合や、差し入れから食中毒が生じた、という場合です。医療機関・施設の責任はどうなるのでしょうか。

根本的には差し入れた家族の問題になりそうですが、残念ながら家族の側から「食べさせてはいけないとは聞いていなかった。ダメなものは前もって言うべきではないか」、「差し入れは職員も知っていたが何も言われなかった。医療機関・施設も黙認してたじゃないか」などと苦情を言われることがあります。

家族の気持ちを汲んで大目に見ようか、と配慮した医療従事者にとっては、その思いが裏切られ、ショックな事態です。

法律上も、摂食すると誤嚥等のリスクがある食材を食べさせようとしていた場合には、医療機関・施設としては少なくとも止めたり、危険性を説明する義務があるとされるリスクはあると言わざるを得ません。

また、家族にとっても、自分が差し入れて食べさせた食事で患者さんが亡くなったりした場合、結果を覚悟のうえで食べさせた場合以外は、強い自責の念に駆られてしまうことでしょう。

その意味では少なくとも、当該患者さんの病状から食事の選択にどのような制限があるかは説明しておくことが必要です。そのうえで、家族のキャラクターを踏まえて信頼関係が築けるかを見極めていただくことが重要です。

信頼関係が築けない場合には病院・施設での提供食に限る、差し入れは禁止、という原則にのっとった対応をとるほうが安全です。

信頼関係が築ける場合には、高齢者本人のためにどうするのがべ

ストなのか、リスクを含めてより踏み込んだ対応ができるのではないでしょうか。

5 ▶ 第三者に対する看護、介護スタッフの法的責任について

①▶認知症の80歳代女性患者が入院中でしたが、自宅にいたころには徘徊の傾向がありました。朝看護師がラウンドすると病室に姿が見当たらず、院内を捜索しましたが見つかりません。どうすべきでしょうか。

②▶入所中の患者同士でけんかが生じ、杖歩行の80歳代男性を同じく80歳代の男性が強く押し、杖歩行の患者が倒れて怪我をしてしまいました。施設は責任を負うのでしょうか。

1 はじめに

　患者・入所者が第三者に危害を加えるというケースは、特に高齢者ではそれほど多くありません。医療機関・施設でのトラブルとして類似するものとしては、精神科病院から主に統合失調症の患者が脱走し、第三者に危害を加えた、というケースで病院に対する損害賠償請求がなされる事案が少ないながらも存在します。

　高齢者は身体能力の点で第三者に危害を加えることは難しそうですが、自動車運転を行うと一気にリスクが上昇します。また、高齢者同士、ということであれば傷害や死亡に至るケースも考えられるところです。

　医療機関・介護施設がこのような場合に責任を負うかどうかを順に見ていきましょう。

①▶患者・入所者が他者に危害を加えるリスクを示すエピソードが
あれば、危険の度合いに合わせて対策が必要です。

②▶日常生活に支障があるレベルの認知症の高齢者、又は認知症で
はないが自動車運転を行うのは危険と考えられる高齢者が自動車を
運転していることが分かった場合、まずは本人・家族に運転を止め
るよう説得を行います。重大事故を起こすリスクが高い場合には警
察の協力を得るなどしてより強い手段で説得しましょう。

③▶無断離院があった場合には本人の安全確保のためにも速やかに
家族・警察等に連絡を行いましょう。

3 解説

❶高齢者本人以外の責任が問われる背景

　けんかなどで患者・入所者が第三者に害を加えたとしても、被害
者と加害者の間で解決されるのが通常で、医療機関・介護施設が責
任を追及されることは考えにくいです。

　しかし、高齢者が加害者になった場合には例外的に医療機関・介
護施設が責任を追及される可能性があります。

　理由の1つは、高齢者が「責任無能力」という状態であれば、加
害者本人が損害賠償責任を負わないことにあります（民法第713条本
文。法の命令・禁止を理解できない人間に責任を問うても意味がない、という
考えです）。

もう1つの理由は、高齢者本人に財産がない、保険に入っていない、相続人がいないなどの場合には、被害者は加害者である高齢者やその相続人から損害賠償を受けることができず、被害が回復できないことにあります。

被害者やその家族としては、何の落ち度もないのに被害を負い、死亡や重い障害を負い、かつ加害者本人から賠償を受けられないとなると納得がいきませんし、受けた被害の金銭的な回復も困難だと、どこかから賠償を受けないとやってられない、という発想が出てくるのもやむを得ないところです。

❷医療機関・介護施設の責任が問われる法的構成

医療機関・介護施設の責任を問われる法的構成としては、以下の2つが主なものです。

ア：監督義務者に準ずる者としての責任

本人に責任能力がないこと及び医療機関・介護施設が監督義務者に該当することを前提に、監督義務者に準ずる者としての責任を負う（民法第714条第1項類推適用）と主張されることが考えられます。監督義務者が義務を尽くしたと反論しても認められないことが多く、実質的な無過失責任であると言われる重い責任です。

イ：安全配慮義務

本人が第三者に加害することが予見可能であったことを前提に、安全配慮義務として責任を負う（民法第709条）と主張されることが考えられます。

この際には予見可能性、回避可能性が前提として必要ですので、実際の事故以前に、加害者となった高齢者が加害のリスクを示す事実があったかどうかが重要となります。文字通り予想外の行動

に出た場合にまで医療機関・介護施設が責任を負うものではありません。

❸監督義務者に準ずる者として責任を負う場合

民法第714条第1項類推適用により監督義務者に準ずる者として責任を負う場合は、まず、本人が責任無能力に当たることが必要です。

責任無能力の目安としては、12歳程度の能力が境目とされています。著しく判断能力が落ちているが、第三者に危害を加える能力が残っている、という状況が危険、ということになります。暴力的・攻撃的な傾向のある認知症患者、せん妄状態で身体能力が残されていて他害の危険がある、というような例が考えられます。

次に、監督義務者に準ずる者に当たるかどうかについて最高裁は、「責任無能力者との身分関係や日常生活における接触状況に照らし、第三者に対する加害行為の防止に向けてその者が当該責任無能力者の監督を現に行いその態様が単なる事実上の監督を超えているなどその監督義務を引き受けたとみるべき特段の事情が認められる場合には、法定の監督義務者に準ずべき者として、民法714条1項が類推適用される。」と示しています（最高裁平成28年3月1日判決。民集第70巻3号681頁）。

これは認知症の高齢者が自宅を抜け出して線路内に立ち入り、列車と衝突してしまった事故につき、鉄道会社が家族に対して損害賠償請求を求めた事案での判断ですが、「より踏み込んで介護を行った者が責任を負う」というメッセージを発している点に注意が必要です。

この枠組みでは、高齢者が入院・入所している場合に医療機関・

介護施設が監督義務者に準ずる者として責任を負うリスクは決して低くないものと考えています。

ただ、前述の事故に対する最高裁判決を踏まえ、「認知症の高齢者が起こした事故の損害を補償する保険」を提供する保険会社・地方自治体が出てきています。このような保険が普及すれば、被害者が「どこからも賠償が受けられない」ことで医療機関・介護施設に損害賠償請求する、というリスクは低下するものと考えられます。

❹失踪時の対応

入院・入所している高齢者が無断で病院・施設外に出てしまった場合にはどうすべきでしょうか。特に認知症の高齢者が無断離院等をしてしまった場合には、本人の身の安全の確保が第一ですので、病院・施設周辺におられないか確認したうえで、家族に連絡し、かつ、警察に捜索願を出すなどして対応すべきです。

判断能力があり、行動制限を守らない方の無断離院・外出の場合は、本人・家族に連絡をとって所在の確認に努め、事件性が疑われる場合には警察への協力要請を行いましょう。

無断離院・外出を繰り返す方に対しては、残念ながら出入りが自由にできない病棟への入院等を検討しなければいけません。身体の自由という人権とのバランスもとる必要があります（例えば、自宅のドアが開かないように外部から封鎖する、といった方法は違法とされるリスクが高いでしょう）。

❺安全配慮義務の問題

第三者との関係で不法行為責任を負うには、前提として予見可能性と回避可能性が必要です。このような類型で問題になるのは、

「実際の加害行為以前にリスクを示すエピソードがあったか」です。これまでいさかいがあったり、加害者となった高齢者に危険行動があったか、それをどのように評価して対応していたかといった点が重要な争点となるでしょう。

実際に、高齢者同士のトラブルで介護施設の責任を認めた裁判例も存在します。

この事例では暴力的な傾向があり上半身の力も強い高齢者が、他の利用者が使用している車いすを自分の物であると思い込んで、車いすのハンドルを揺さぶったり、他の利用者の背中を押すなどの行動が複数回あったことを前提に、加害高齢者が他の利用者の車いすを押して転倒させたことにつき施設の責任を認めています（大阪高裁平成18年8月29日判決。平成17年ネ第2259号）。

患者・入所者間のトラブルがあったり、危険な行動をとる患者・入所者がいたりする場合には、「何があったのか」を確認し、「将来第三者に傷害を加えるリスクがどの程度あるか評価の上、評価に合わせた対応策をとっておくことが必要です。

患者・入所者の人権もありますし、医療機関・介護施設でのマンパワーと設備の限界もあり、とれる対策には限りがあることも事実です。リスク行動があっても、現実にとれる対策がない場合には、その旨記録しておくことも重要です。

いずれにせよ、加害リスクのある高齢者本人に対しては注意を行い（せん妄等、およそ意思疎通ができない場合は除き、認知症等で理解能力が低いとしても、注意して記録しておくことに一定の意味はあります）、高齢者本人に家族がいる場合には家族にも注意を促し、場合によっては退院・退所等の促しも含めた対応を考える必要があります。

❻自動車事故に関して

　昨今問題になっている高齢者が運転して起こす自動車事故、という観点ではどうでしょうか。まず、自動車運転に関しては最低限自動車賠償責任保険（いわゆる自賠責）に加入している義務があり、かつ、任意保険にも加入しているのが多いものと考えられます。

　しかし、実際に高齢者が加入している保険が実際に事故の際にどこまでカバーしてくれるかは、事例により、また加入している保険にもよる部分があります（例えば免許を返納した高齢者が家族の車を運転してしまった場合にはどうなるか、という問題もあります）。

　基本的な法的構成は②で前述したとおりですが、責任無能力レベルの状態で自動車運転を行うというケースは割合としては低く、安全配慮義務が主として問題になると考えられます。

　道路交通法上、認知症であるとわかった場合には免許を取り消し、又は6月を超えない範囲内で期間を定めて免許の効力を停止することができるとされていますが（道路交通法第103条第1項第1号の2）、ここでいう「認知症」とは、介護保険法の定義が用いられており、「脳血管疾患、アルツハイマー病その他の要因に基づく脳の器質的な変改により日常生活に支障が生じる程度にまで記憶機能およびその他の認知機能が低下した状態をいう」とされています。

　この類型でトラブルになる場合には、被害者から「当該患者が認知症だとわかっていたのだから、運転をやめさせるべきだった」「警察に通報すべきだった」などと主張されることが考えられます。

　医療従事者としては、日常生活に支障があるレベルの認知症の高齢者、又は認知症ではないが自動車運転を行うのは危険と考えられる高齢者が自動車を運転していることが分かった場合、まずは本人・家族に運転をやめるよう説得を行います。重大事故を起こすリ

スクが高い場合には警察の協力を得るなどしてより強い手段で説得しましょう。

4 発生リスクの高いトラブル類型

基本的に高齢者は身体能力も低下しており、重大な加害行為を行う能力がある方は多くないと思われますが、

- ・徘徊・無断離院・外出のエピソードがある患者・入所者
- ・利用者間でのトラブル等「他害のリスクを示すエピソード」がある患者・入所者

に重点を置いて対応するのが現実的です。

5 まとめ

・高齢者が第三者に加害した場合、監督義務者に準ずる者、もしくは安全配慮義務として医療機関・介護施設も責任を問われるリスクがある。

・その背景として高齢者本人や家族から十分な賠償が受けられないことが存在する場合もある。

・監督義務者に準ずる者として責任を負うのは、本人に責任能力がない場合である。

・失踪時は、本人の安全確保のためにも速やかに家族・警察に連絡を行う。

・安全配慮義務は、事前に他害のリスクを示すエピソードがあった場合に問われるリスクが高い。そのようなエピソードがあれば事実確認・評価の上で対策をとっておく。

• 日常生活に支障があるレベルの認知症で自動車運転を行っていることが判明した場合、少なくとも本人・家族を説得すべきである。

コラム ～高齢者が起こす事故におけるパラダイム・シフト～

　認知症高齢者による線路立入りと鉄道事故に関する最高裁判決では、より積極的に高齢者を介護した人が責任を負うとの判断枠組みとなっています。

　さらに、「高齢者も注意深く見守れば事故を起こさないはず」という信仰があることも踏まえると、高齢者が不幸にして事故を起こしてしまった場合、高齢者のために踏み込んで面倒を見た人がその責任を負わされるという不合理な状況が生まれます。

　このようなメッセージを受け、家族は、親の面倒を見てさらに法的責任を負わされるのであれば、病院・施設に任せよう、と考えるのもやむを得ません。

　病院・施設でも、このようなアクシデントを確実に防ぐことはおよそ不可能で、これをできるだけ防ごうとすれば、高齢者は病院・施設から出さない、できるだけ行動を制限する、という対応をとらざるを得ません。

　しかし、そうすると高齢者は邪魔者のように扱われ、病院・施設に閉じ込められる、昔の姨捨山のような状態となるのではないでしょうか。

　もちろん、高齢者の自動車運転により何の落ち度もない多くの人が命を失い、身体に傷を負うという事態を防ぐ努力はしなければなりません。高齢者による事故は完全には防げない、事故によって起きた損害は保険などを用いて負担していく、という発想の転換（パラダイム・シフト）が求められているように思います。

6 ▶ 個人情報の取り扱い

病状説明を家族にするのは違法なのでしょうか?

1 はじめに

　医療従事者は、患者さんの病状、病歴や、臨床経過や家族関係を含めた非常にデリケートな個人情報を取り扱います。また、患者が高齢者の場合には、患者本人だけでなく、家族や行政などの第三者との情報共有が大事になります。2017（平成29）年4月には改正された個人情報保護法が施行され、医療で取り扱う情報のほとんどは「要配慮個人情報」としてより厳しく保護されることとなりました。

　実際のトラブルとしても、一部の家族に病状の説明をしたことに対して、「本人の同意がないから違法だ。謝罪せよ」「個人情報の漏洩に当たるから調査して回答せよ。漏洩した職員を処罰せよ」などとほかの家族がクレームを述べるケースもあります。

　本当にそのような情報提供は違法なのでしょうか。患者の個人情報の取り扱いの基本的な考え方、現場での対応方法について説明します。

2 原則

① ▶ 本人以外への情報提供、本人以外からの要配慮個人情報の取得

には原則として本人の同意が必要です。医療提供に必要で、掲示等した利用目的であれば、同意の手続きが緩和されますが、それ以外の目的の場合原則どおりの対応が必要です。

②▶高齢の患者については、できるだけ初回受診時、入院時等に、誰に自分の病状を説明してほしいかについての本人の希望を確認しておきましょう。判断能力が十分な時点で確認しておくことがベストです。

③▶患者本人の判断能力が不十分または判断能力がない場合には、事前に本人の指定があればその人を中心に説明します。事前に本人の指定がない場合は、本人に付き添ったり面倒を見たりしているいわゆるキーパーソン（特に親族）を中心に説明します。

④▶患者本人以外からの診療情報等の開示請求に対しては、本人に判断能力があれば本人の同意が原則で、本人の判断能力が十分でない場合、本人が死亡した場合等は自院の開示規程を踏まえ、慎重に対応しましょう。

3 解説

❶個人情報保護法の基本的な考え方

　個人情報とは、「生存する個人に関する情報であって、当該情報に含まれる氏名、生年月日、その他の記述等により特定の個人を識別することができるもの（他の情報と容易に照合することができ、それにより特定の個人を識別することができるものを含む）、又は個人識別符号が含まれるもの」をいいます（個人情報保護法第2条）。

　個人情報についてはあらかじめ定めた利用目的の範囲で利用せね

ばならず、利用目的は公表するか本人に通知するなどしなければいけません。個人情報の保管に当たっては漏洩しないよう、安全管理措置を取る必要があります。そして、本人以外の第三者に提供する場合には、本人の同意を得るのが原則です（オプトアウトという比較的簡易な手続きが取れる場合もあります）。

　医療機関で重要なのは要配慮個人情報の取り扱いです。

　要配慮個人情報とは、不当な差別や偏見その他の不利益が生じないようにその取扱いに特に配慮を要するものとして法が定めるもので、本人の人種、信条、社会的身分、病歴、犯罪の経歴、犯罪により害を被った事実その他が含まれます。

　そして要配慮個人情報はより強く保護されることとなり、第三者への提供の際に「オプトアウト」という比較的簡易な方法での同意取得方法は許されないばかりか、要配慮個人情報を取得する際にも本人の同意が必要とされることとなりました。

　医療現場での要配慮個人情報としては、診療録等の診療記録や介護関係記録に記載された病歴、診療や調剤の過程で、患者の身体状況、病状、治療等について、医療従事者が知り得た診療情報や調剤情報、健康診断の結果及び保健指導の内容、障害（身体障害、知的障害、精神障害等）の事実、犯罪により害を被った事実等が挙げられています。

　率直に言うと、医療現場で扱う患者の情報のほとんどが要配慮個人情報に当たります。

❷医療提供目的での情報取得・提供に関するルール緩和

　医療現場では、家族からの病歴聴取や他の医療機関との診療情報提供書等での個人情報のやりとりは日常的に行いますし、患者にき

ちんとした医療を提供するためにも個人情報のやりとりは必須です。そんな中で、個人情報の取得・第三者の提供の際に毎回本人同意を明示的にとることは、現実的ではありません。

このため、「医療・介護関係事業者における個人情報の適切な取扱いのためのガイダンス」(以下、ガイダンス) により、要配慮個人情報に関する前述の規制は大幅に緩和されました。

まず、要配慮個人情報の取得については、書面又は口頭等により本人から適正に直接取得する場合は、患者の当該行為をもって、当該医療機関等が当該情報を取得することについて本人の同意があったとすることが可能です。

他の医療機関等の個人情報取扱事業者から情報提供を受ける場合も、他の医療機関等が同意を得ていると考えられるので情報提供を受ける側で改めて同意を得る必要はありません。

また、急病その他の事態が生じたときに、本人の病歴等を家族から聴取する場合、個人情報保護法第17条第2項第2号の「人の生命、身体又は財産の保護のために必要がある場合であって、本人の同意を得ることが困難であるとき」に当たることから、本人同意の取得は不要です。

そうすると、医療機関で、医療提供のために必要な要配慮個人情報を取得する場合、通常は改めて本人同意を取得する必要がある場面はありません。

また、第三者への情報の提供のうち、患者の傷病の回復等を含めた患者への医療の提供に必要であり、かつ、個人情報の利用目的として院内掲示等により明示されている場合は、原則として黙示による同意ありとしてよいこととなりました。

ガイダンスの**別表2**を見ていただければわかりますように、これ

まで医療機関で個人情報の利用目的として掲示されてきたような内容をきちんと掲示しておけば、患者から特段の意思表示がない限り、この表にある目的での第三者提供の際には個別の同意取得手続きは原則不要です。

　なお、研究目的での個人情報の利用など、患者への医療提供以外の目的の場合には、原則に立ち返り、患者から個別に明示的な同意を得ることが必要となりますので、どういう目的で情報を取得するのか、情報を利用するのか、という点は普段から意識するようにしてください。

別表2　医療・介護関係事業者の通常の業務で想定される利用目的

（医療機関等の場合）

> **【患者への医療の提供に必要な利用目的】**
> **〔医療機関等の内部での利用に係る事例〕**
> 　・当該医療機関等が患者等に提供する医療サービス
> 　・医療保険事務
> 　・患者に係る医療機関等の管理運営業務のうち、
> 　　　　入退院等の病棟管理
> 　　　　会計・経理
> 　　　　医療事故等の報告
> 　　　　当該患者の医療サービスの向上
> **〔他の事業者等への情報提供を伴う事例〕**
> 　・当該医療機関等が患者等に提供する医療サービスのうち、
> 　　　　他の病院、診療所、助産所、薬局、訪問看護ステーション、介護サービス事業者等との連携
> 　　　　他の医療機関等からの照会への回答
> 　　　　患者の診療等に当たり、外部の医師等の意見・助言を求める場合
> 　　　　検体検査業務の委託その他の業務委託

> 　　家族等への病状説明
> ・医療保険事務のうち、
> 　　保険事務の委託
> 　　審査支払機関へのレセプトの提出
> 　　審査支払機関又は保険者からの照会への回答
> ・事業者等からの委託を受けて健康診断等を行った場合における、事業者等へのその結果の通知
> ・医師賠償責任保険などに係る、医療に関する専門の団体、保険会社等への相談又は届出等

> **【上記以外の利用目的】**
> 〔**医療機関等の内部での利用に係る事例**〕
> 　・医療機関等の管理運営業務のうち、
> 　　医療・介護サービスや業務の維持・改善のための基礎資料
> 　　医療機関等の内部において行われる学生の実習への協力
> 　　医療機関等の内部において行われる症例研究
> 〔**他の事業者等への情報提供を伴う事例**〕
> 　・医療機関等の管理運営業務のうち、
> 　　外部監査機関への情報提供

（介護関係事業者の場合）

> **【介護サービスの利用者への介護の提供に必要な利用目的】**
> 〔**介護関係事業者の内部での利用に係る事例**〕
> 　・当該事業者が介護サービスの利用者等に提供する介護サービス
> 　・介護保険事務
> 　・介護サービスの利用者に係る事業所等の管理運営業務のうち、
> 　　入退所等の管理
> 　　会計・経理
> 　　事故等の報告
> 　　当該利用者の介護サービスの向上
> 〔**他の事業者等への情報提供を伴う事例**〕
> 　・当該事業者等が利用者等に提供する介護サービスのうち、

当該利用者に居宅サービスを提供する他の居宅サービス事業者や居宅介護支援事業所等の連携（サービス担当者会議等）、照会への回答
　　　その他の業務委託
　　　家族等への心身の状況説明
　・介護保険事務のうち、
　　　保険事務の委託
　　　審査支払機関へのレセプトの提出
　　　審査支払機関又は保険者からの照会への回答
　・損害賠償保険などに係る保険会社等への相談又は届出等

【上記以外の利用目的】
〔介護関係事業者の内部での利用に係る事例〕
　・介護関係事業者の管理運営業務のうち、
　　　介護サービスや業務の維持・改善のための基礎資料
　　　介護保険施設等において行われる学生の実習への協力

厚生労働省：医療・介護関係事業者における個人情報の適切な取扱いのためのガイダンス．p66-67．平成29年4月14日．

❸説明の相手を誰にするか

　別表2にも「家族等への病状説明」という利用目的が挙げられており、このような目的を掲示・公表の上で患者から特段の意思表示がなければ、黙示の同意ありとして扱うことも一応可能です。

　しかし、病状説明は、非常にデリケートな情報を提供する場面であることから、「本人以外の者に病状説明を行う場合は、本人に対し、あらかじめ病状説明を行う家族等の対象者を確認し、同意を得ることが望ましい」とされています。

　また、この際、本人から申出がある場合には、治療の実施等に支障を生じない範囲において、現実に患者（利用者）の世話をしている親族及びこれに準ずる者を説明を行う対象に加えたり、家族の特定の人に限定するなどの取扱いとすることもできます。

現実には、誰に説明を聞いてほしいか、ということを患者本人に前もって確認しておくことが重要です。本人の判断能力が十分な段階でこのような確認ができていると、病状等により本人の判断能力が低下した段階での対応がスムーズになるでしょう。

　次に、判断能力に疑義のある患者、意識不明の患者の病状や重度の認知症の高齢者の状況を家族等に説明する場合は、「人の生命、身体又は財産の保護のために必要がある場合であって、本人の同意を得ることが困難であるとき」（個人情報保護法第17条第2項第2号）に、本人の同意を得ずに第三者提供できる場合と考えられています。いずれの場合も、本人の意識や判断能力が回復した場合には、改めて本人の同意を得ることとされています。

　誰に説明するか、誰に情報提供をするか、で家族間で紛争が発生する場合には、家族の中で代表を決めてもらうよう要請することも1つの手段です。2017（平成29）年9月に新設された医療事故調査制度では、遺族側で遺族の代表者を決めてもらい、遺族への説明等の手続きはその代表者に対して行うことが認められていることが参考になります[1]。

　また、説明の対象が誰であるか、氏名や本人との続柄を含めて確認し、記録に残しておくことも重要です。

　原則は対面での説明によるべきですが、緊急の場合や、既に続柄等もわかっており医療従事者とも面識のあるキーパーソンに連絡する場合には、例外として電話等での情報提供もありえます。その際には、事前に登録されている電話番号に病院から電話をかけるなど情報提供先を誤らないよう工夫が必要です。

　大規模災害時などには、電話で架電者の氏名や本人との続柄、本人の氏名・住所・生年月日を確認するなど本人確認にも配慮しつつ、

1）「地域における医療及び介護の総合的な確保を推進するための関係法律の整備等に関する法律の一部の施行（医療事故調査制度）について」（平成27年5月8日医政発0508第1号）
https://www.mhlw.go.jp/web/t_img?img=509800

最低限の情報を提供することは決して違法ではありません。ガイダンスでも「大規模災害等で医療機関に非常に多数の傷病者が一時に搬送され、家族等からの問合せに迅速に対応するためには、本人の同意を得るための作業を行うことが著しく不合理である場合」には「人の生命、身体又は財産の保護のために必要がある場合であって、本人の同意を得ることが困難であるとき」（個人情報保護法第17条第2項第2号）に当たるとし、本人の同意取得は不要としています。

　なお、本人の判断能力が不十分な場合でも、他の医療機関への情報提供等、医療の提供に必要な情報の提供が阻害されることのないようにご注意ください。

❹匿名化

　個人情報は、前述したようにあくまでも「生存する個人に関する情報であって、当該情報に含まれる氏名、生年月日、その他の記述等により特定の個人を識別することができるもの」（他の情報と容易に照合することができ、それにより特定の個人を識別することができることとなるものを含む）を指します。このため、特定の個人が識別できないように匿名化すれば、個人情報ではなくなります。

　病院では非常にデリケートな情報を扱っていることからも、医療の提供に必要な場合に第三者に情報を提供する際も、できるだけ匿名化しておくことが必要です。

　例えば、他院の専門家にコンサルトする、アドバイスをもらうといった場合が考えられますが、その際には氏名や具体的な生年月日等の情報は不要なのが通常と思われますので、必要な情報のみを残して匿名化しておくとよいでしょう。

❺死者に関する情報

　個人情報保護法が定める個人情報は、あくまでも生存する個人に関するもので、本人が死亡してしまった後は、個人情報保護法及びガイダンスの適用はなくなります。ただし、遺族から診療経過、診療情報や介護関係の諸記録について照会が行われた場合、患者・利用者本人の生前の意思、名誉等を十分に尊重しつつ特段の配慮が求められています。

　後述しますように、家族間の紛争がかかわる場合、死者に関する情報を安易に提供すると、病院・医療従事者が紛争に巻き込まれることにもなりかねません。自院の開示規程で誰が開示請求権者か、本人の意思はどうであったかを踏まえて対応することが必要になります。

　本人が特定の親族への情報提供を事前に拒否している場合や、遺族間で紛争がある場合には事例に応じた慎重な対応が必要ですので、顧問弁護士等に相談されるとよいでしょう。

❻プライバシー権の侵害

　例えば患者さんの病状記載のある書類やデータの入ったUSB等を落とした、なくした、違う患者に資料を交付してしまった、という場合にはプライバシー権の侵害として損害賠償請求の対象となり得ます。

　なお、個人情報保護法には違反しないものの、プライバシー権の侵害として不法行為を構成し、損害賠償請求の対象となることもあり得ます。

　病院内、もしくは同一法人内での情報の共有は、法律上は1つの法人格の中での話ですので、第三者への情報提供には当たりません。

しかし、例えば精神疾患に関する情報や遺伝情報、財産に関する情報など、他の職員には伝えないでほしい、という留保付きで患者さんが提供した情報を無造作に院内で共有してしまった場合などは、プライバシー権の侵害として違法となり得ます。

診療情報の中でも、通常患者が特に他人に知られたくないと考えるようなデリケートな情報（遺伝情報等）についてはより慎重な対応が必要ですし、患者本人が自身の診療情報の要保護性について強い要望を持っておられる場合にも慎重な対応が必要です。

❼守秘義務の問題（秘密漏示罪等）

保助看法第42条の2は、「保健師、看護師又は准看護師は、正当な理由がなく、その業務上知り得た人の秘密を漏らしてはならない。」と守秘義務を定め、これに違反した場合には6月以下の懲役又は10万円以下の罰金という刑罰が科される可能性があります。当然のことですが、故意に患者さんの秘密を第三者に漏らす、ということは決してしてはいけません。

前述したガイダンスに沿って、医療の提供に必要な場合に、利用目的の範囲で情報の取得・提供を行っていれば、このような罪に問われることはほとんど考えられません。またこの罪は故意に秘密を漏示した場合に成立するものですので、過失で書類を落とした、なくした、という場合には罪は成立しません。

実際に守秘義務に関して医療従事者が罪に問われたのは、精神鑑定を行った医師がジャーナリストに患者の情報を伝えたケースが知られているほかは、裁判例データベースにもないようです。

　個人情報の取得・提供に関しては、以下のような類型で重大なトラブルとなるリスクが高いと思われますので、参考にしてください。このようなトラブルが起きそうな場合には、初めから慎重な対応をしておくのが安全です。

❶家族間の紛争

　患者・家族間、もしくは家族同士の間に紛争が存在する場合に、紛争の相手方に情報を知られたくない、という意味で問題になり、その紛争に病院・医療従事者が巻き込まれてしまうケースが1つの類型です。

　高齢者の家族間では、これまで積もり積もった軋轢^{あつれき}が重大な紛争に発生していることも少なくなく、特に相続が関係する場合には非常に深刻な紛争となり得ます。

　具体的には、高齢者が遺言を残していた場合に、一方の相続人（当然、自身に不利な遺言を残された側です）が遺言当時に遺言能力がなかったと証明するために患者の診療記録の開示を求めたり、患者の判断能力について医療従事者に証言を求める、などといったケースです。

　家族間に紛争があるケースでは、医療従事者も紛争に巻き込まれるリスクがあることをも踏まえ、個人情報の提供は普段よりも慎重にしてください。

　本人が生存している場合には原則どおりまず患者本人の意思がどうかを確認することが重要です。本人の判断能力が低下したり死亡した後は、本人による情報提供・説明の対象者の指定があるかを確

認し、基本的にはそれにのっとって対応するとよいでしょう。

　本人がこの人には絶対に知らせないでくれ、という希望をしている場合にも、本人の意思を尊重せざるを得ません（本当に本人の本意なのか、確認したり説得をしたりすることはあり得ます）。

　実際の対応ですが、カルテ開示等にあたっては、自院のカルテ開示規程等を踏まえ、事例に応じた判断をする必要があります。顧問弁護士等に相談されるのが安全でしょう。

❷要求レベルが非常に高い患者・家族等

　残念ながら、医療現場においても、非常に強硬にクレームを述べたり、病院側の細かな落ち度を逐一指摘して自分たちの優位を保とうとする患者・家族が、ごく限られた数ながらおられるのが現実で、このような患者・家族への対応に人手を取られ、また医療従事者が疲弊することも少なくありません。

　このような患者・家族の中には、個人情報提供への同意がない、などと細かい点を指摘して優位に立とうとする方もおられます。その際には、個人情報保護法を含めたルール・原則を十分理解しておき、法律やガイダンスの定めた手続きにのっとった対応をしていることをきちんと説明することが重要です。

5　まとめ

- 医療機関で扱う個人情報は大部分が要配慮個人情報として個人情報保護法上も厚く保護される。
- 医療の提供に必要な場合で、あらかじめ掲示等した利用目的の範囲で利用・提供する場合にはルールが緩和される。

- 要配慮個人情報の取得・第三者への提供には原則本人の同意が必要。
- 本人が誰に情報提供してほしいのか、判断能力があるうちにきちんと確認しておくことが重要。
- 家族間紛争が存在したり、きわめて要求レベルが高い患者・家族である、といった背景がある場合特に慎重な対応が必要。

コラム ～個人情報の取り扱い～

　個人情報の保護、プライバシーの保護という考え方は医療現場でもとても重要です。もともと、医療現場では疾病や病状というとてもデリケートな情報を取り扱っていますが、医療従事者はこのような情報に囲まれるのが当たり前になってしまい、ともすれば慎重さに欠ける取り扱いをしたり、患者さんや家族から見ると失礼に見える取り扱いをしてしまっていることも少なくありませんでした。カーテンだけで仕切られた外来で診察の内容が筒抜けという状態は許容されがたくなってきています。

　さらには、SNSを含めたインターネットサイトでの情報共有の普及もあり、とてもデリケートな情報がたちまち拡散し、実質的に消せなくなってしまうことからすると、個人情報の取り扱いはより慎重に行うことが求められます。

　ただし、逆に医療従事者が個人情報の保護・プライバシーの保護に重きを置き過ぎて、患者さんの不利益になっているのではないか、という状況も見られるようになってきました。東日本大震災の際に、家族の行方を探して医療機関に電話連絡をしたが「個人情報保護法」を理由に回答を拒まれた、という話を聞くと、本末転倒のように感じます。

　「なぜそのような規制がされているのか」という趣旨・目的、原則論を理解しておけば、判断に迷う場合にも原点に立ち返って考えて臨機応変に対応できます。「ルールだから従う」と鵜呑みにするのではなく、一歩進んで理解するよう努めてください。

7 ▶ 死亡診断

在宅で過ごしていた寝たきりの80歳代患者がおられますが、家族から「息をしていないようです。心臓も止まっているようです。どうしたらいいでしょうか」と電話相談がありました。

1 はじめに

いよいよ高齢化に伴う「多死社会」を迎えつつありますが、それにともない、病院以外での死亡の割合も再度増加してきています。しかし、死亡診断は医師・歯科医師がせねばならず、在宅医療を手掛ける医師が多くない中、死亡診断がスムーズにできないとのトラブルもあるようです。

病院以外での死亡診断ではどのようなことを注意すればよいのでしょうか。また、死亡診断がつくまでは生きているものとして救急搬送をすべきなのでしょうか。

2 原則

①▶死亡診断には原則として「死後診察」が必要です（例外として診察後24時間以内の死亡であれば診察不要ですが、その場合もできるだけ実施したほうがよい）。

②▶死亡後時間が経過しても、「自らの診療管理下にある患者が、

生前に診療していた傷病に関連して死亡したと認める場合」には死亡診断書を交付することが可能です。

③▶ 医師法第21条に基づく異状死体として警察に届け出る義務があるのは死体外表を検査して異状を認める場合です。

④▶ ICTを用いた死亡診断は、医師が12時間以内に診察できない場合に限るなど条件が限られ、かつ所定の研修を受けた看護師が必要です。

3 解説

❶人が亡くなる場所

人が亡くなる場所も少しずつ変わってきています。1980年には自宅での死亡が47.7%でしたが、その後病院での死亡が増え続け、2005年には病院での死亡が全体の79.8%を占めていました。

厚生労働省の政策もあり、自宅での死亡は13%前後とあまり変化がないものの、2017年のデータでは、病院での死亡が73.0%、老人ホームでの死亡が7.5%と病院から老人ホームへのシフトが少しずつ進んでいる状況です[1]。

2018年の死亡者数は136万9000人と推計され[2]、今後も一定期間は増加することが予想されます。政策的な誘導もありますので、老人ホーム等高齢者施設で死亡されることが人数と割合の上でも増えるものと推測されます。

1）厚生労働省：厚生統計要覧（平成 30 年度）
https://www.mhlw.go.jp/toukei/youran/indexyk_1_2.html
2）厚生労働省：平成30年（2018）人口動態統計の年間推計
https://www.mhlw.go.jp/toukei/saikin/hw/jinkou/suikei18/dl/2018suikei.pdf

❷ 救急搬送等の要否

施設で高齢者が死亡された場合など、「死亡診断のために病院に救急搬送するケースがある」として問題になったことがあります。「死亡診断ができるまでは生きているものとして扱わなければ」という意識であったり、死体検案になって警察が来るのではないか、との誤解が原因かもしれません。

しかし、直ちに病院等に救急搬送すべきかどうかは、また別の問題です。救急搬送すべきかどうかは、医学的な必要性に従って判断するようにしてください。むしろこの点は、心停止時の胸骨圧迫を行うかを含め、急変時に治療・延命処置は行うかどうかという意思を事前に確認し、きちんと記録しておくことが重要です。

死亡診断のために救急搬送は不要ですし、診療していた傷病に関連した死亡であれば、主治医の死後診察まで時間がかかったとしても、死亡診断書の発行は可能です。

ただ、自宅で家族が高齢者を看ておられる場合などは、初めてのことで勝手が分からず、実際に心肺停止していると動転してしまうこともあるかもしれません。家族が死を受け入れる準備ができるように、いざというときに慌てずに済むようにという観点からは、そろそろ死期が近い、という場合には、ご家族に以下のように情報提供をしておくのがよいでしょう。

ご家族に死期が近いとの見立てをお伝えするとともに、何かあったときの連絡先、ご家族でも患者さんの状態をチェックできる方法（呼吸の確認として胸郭の動きを見たり、頸動脈の触知をしたり、といった方法があります）、呼吸や脈拍が停止しているときにはどこに連絡するか、その場合通常どのような対応をするのか（ご本人の状況を確認の上、主治医に連絡して死亡診断をしてもらう、等の流れ）の情報提供をし

ておくと、ご家族も少し落ち着いて対応できるのではないでしょうか。

　統計からもわかるように介護施設でのお看取りは、割合も上がり数としても増えていますので、ある程度経験が積み上げられてきていると思われます。予想される死亡の場合の対応のフロー、予想外の急変の場合の対応のフロー等を決めておかれるとよいでしょう。

❸死亡診断書と死体検案書

　死亡診断書（死体検案書）については医師法第20条、医師法施行規則第20条、歯科医師法第20条、歯科医師法施行規則第19条の2に定めがあり、医師法施行規則第4号書式（歯科医師法も内容は同様）によって作成しなければなりません。

　この際、死亡診断書と死体検案書のどちらを作成するかの判断は実はシンプルです。

　すなわち、「自らの診療管理下にある患者が、生前に診療していた傷病に関連して死亡したと認める場合」には死亡診断書を作成し、それ以外はすべて死体検案書を作成します[3]。

　大きな枠組みでいうと、継続的に診察している患者さんが当該疾病の関連で亡くなられた場合、たとえば悪性腫瘍で通院中の患者さんが悪性腫瘍の進行で死亡されたといえる場合、脳梗塞後遺症の患者さんで肺炎治療中に肺炎で死亡された場合などがわかりやすいでしょう。なお、従来診療したことのない傷病につき診療を求められた医師が初めて診察した場合についても、患者が生存している時点で診察できれば死亡診断書でよいとする文献もあります[4]。

　何が原因で亡くなったか（死因）は医学的な診断に尽きます。家族や施設の職員などからの聞き取りも踏まえ、死亡前の状況につき

3）厚生労働省：死亡診断書（死体検案書）記入マニュアル（平成31年度版）. 平成31年2月22日.
4）野田寛：医事法（上巻）. 青林書院. p125-126. 1990.

必要な情報を収集して医師に伝えましょう。医師はその情報を基に、原則として死後診察を行ったうえで死亡診断を行うこととなります。

> **医師法**
>
> 第20条
>
> 　医師は、自ら診察しないで治療をし、若しくは診断書若しくは処方せんを交付し、自ら出産に立ち会わないで出生証明書若しくは死産証書を交付し、又は自ら検案をしないで検案書を交付してはならない。但し、診療中の患者が受診後二十四時間以内に死亡した場合に交付する死亡診断書については、この限りでない。
>
> 第21条
>
> 　医師は、死体又は妊娠四月以上の死産児を検案して異状があると認めたときは、二十四時間以内に所轄警察署に届け出なければならない。
>
> **医師法施行規則**
>
> 第20条
>
> 1　医師は、その交付する死亡診断書又は死体検案書に、次に掲げる事項を記載し、記名押印又は署名しなければならない。
>
> 　（詳細略）
>
> 2　前項の規定による記載は、第四号書式によらなければならない。

❹死亡診断と死後診察

　この際、医師は、原則として死亡診断にあたって、直接自ら診察しなければならないとされています。

　しかし、例外として、最後の診察から24時間以内に患者さんが死亡し、かつ、診療していた傷病に関連する死亡であると判断できる場合には、法律上は死後診察をすることなく死亡診断書を発行す

ることができます。しかし、死亡診断書記入マニュアルでも、「死亡診断書の内容に正確を期するため、死亡後改めて診察するよう努めてください。」とされています。

残念ながら、実際に犯罪で高齢者が死亡し、死亡時に立ち会った人からの情報が信用できないケースもあること（同居人による毒殺事例を思い浮かべてください）、正確な死亡診断を下すためには死後診察は重要であること（少なくとも診断を覆す重大な事実がないことを確認することができます）からは、できるだけ死後診察をしたうえで死亡診断をすることをお勧めします。

❺医師法第21条（外表<ruby>外表<rt>がいひょう</rt></ruby>を検査して異状がある死体の届出）

医師法第21条では、死体に異状を認めた場合、（異状を認めてから）24時間以内に警察に届け出ることを求めており、かつ、これに違反した場合には刑罰が設けられています。

ここで求められているのは、「検案」、すなわち、「死因等を判定する為に死体の外表（人体の外表面）を検査すること」です。その上で異状を認めた場合には届出義務が生じます。「死体の外表を検査して異状がある」とは、殴打された跡がある、タイヤでひかれた跡がある、刃物で刺された跡がある、というのが代表的なところです。

医療の関係では、点滴ルートから誤って消毒薬を投与してしまった事案で、前腕に沿って異様な色素斑が広がっていたのが「異状」と判断されたことがあります[5]。

死体の外表をチェックして犯罪を示すような所見がある、という例は多くはなく、届出をすべきケースは限られたものになります。

5）最判平成16年4月13日（判タ1153号95頁）

❻ICT死亡診断ガイドライン

　前述したように、死後時間が経過しても死後診察を行ったうえで死亡診断を受けることは可能です。しかし、離島やへき地ではそれでも死亡診断までに時間がかかり過ぎ、ご遺体の保存や搬送の負担が非常に大きいとの実情があるようです。

　このような状況を受け、厚生労働省は2017（平成29）年9月に「情報通信機器（ICT）を利用した死亡診断等ガイドライン」（以下、ICT死亡診断ガイドライン）を出しました。

　ICT死亡診断ガイドラインでは以下のようにさまざまな要件を充たすことが求められており、これに従って医師が遠隔で死亡診断をできる状況は非常に限られているのが現状ですが、今後は運用状況を見ながら、普及していくものと思われます。

　その際には看護師の役割が大きなものとなるでしょう。

ICTを利用した死亡診断等の要件
(a)　医師による直接対面での診療の結果から早晩死亡することが予測されていること
　　※死亡前14日以内に診察が行われている必要がある
　　①死亡の原因となり得る疾患に罹患していること
　　②その疾患ないしその疾患に続発する合併症により死亡が予測されていること
　　③突然死（発症後24時間以内の病死）ではないこと
　　④生前の診察時に、医師が早晩死亡する可能性が高いと判断し、その事実を看護師、患者及び家族に説明していること。
(b)　終末期の際の対応について事前の取り決めがあるなど、医師と看護師の十分な連携がとれており、患者や家族の同意があること。

---

①終末期の際に積極的な治療・延命措置を行わないこと等について、ICTを利用した死亡診断等に関する同意書を用いて医師―看護師―患者及び家族間で共通の認識が得られていること。
※様式が決まっています（様式1）。
②常時看護師から医師に電話連絡できる体制が整っていること。
(c)　医師間や医療機関・介護施設間の連携に努めたとしても、医師による速やかな対面での死後診察が困難な状況にあること
※離島や、医師の日当直勤務により直接対面での死亡診断等までに12時間以上を要する場合が例示されています。
(d)　法医学等に関する一定の教育を受けた看護師が、死の三兆候の確認を含め医師とあらかじめ取り決めた事項など、医師の判断に必要な情報を速やかに報告できること
①法医学等に関する講義
②法医学に関する実地研修
③看護に関する講義・演習
(e)　看護師からの報告を受けた医師が、テレビ電話装置等のICTを活用した通信手段を組み合わせて患者の状況を把握することなどにより、死亡の事実の確認や異状がないと判断できること
※死亡の事実確認は心停止と呼吸停止、対光反射の消失により確認します。

4　まとめ

• 救急搬送の要否は、医学的に判断すべき。積極的な医療・延命を希望せず在宅・施設での平穏な死を望まれる場合にはその旨記録しておく。

• 死後時間が経過しても、「自らの診療管理下にある患者が、生前に診療していた傷病に関連して死亡したと認める場合」には死亡診

様式 1　ICT を利用した死亡診断等に関する同意書
　　　　　（診療録に添付すること）

ICT を利用した死亡診断等に関する同意書

（説明）
　医師が死亡に立ち会えなかった場合には、原則として、これまで診療にあたっていた医師が死亡後にあらためて診察を行い、死亡診断書を交付しなければ、埋火葬の手続きを行うことができません。（医師法第 20 条、戸籍法第 5 条）
　しかし、死亡時にこれまで診療にあたっていた医師が、死亡から 12 時間以内に直接対面での死亡診断等を行うことができない等の一定の条件（※）を満たす場合には、看護師の補助の下、これまで診療にあたってきた医師が情報通信機器（ICT）等を利用して、遠隔から死亡診断書を交付することができます。

※　条件等に関する詳細については、厚生労働省「情報通信機器（ICT）を利用した死亡診断等ガイドライン」をご参照下さい。

　　　(患者氏名)　　　　　　　　　　　　　　　　　　　の病状について説明を受け、早晩、死に至るおそれがあることについて理解しました。急変時に、積極的な治療・延命措置は行わないこととしており、また終末期の際の対応について取り決めもしています。

　上記説明について理解した上で、ICT を利用した死亡診断等を受けることに同意します。
　また、死亡診断等を行った医師が記載する所定の様式を、厚生労働省に提出し、研究教育活動及び検証に利用することに同意します。
※　この希望は患者又は家族により、口頭又は書面により、いつでも撤回または変更することができます。

　　　　令和　　　　年　　　　月　　　　日

　　　　　　　　患者氏名
　　　　　　　　家族氏名　　　　　　　　　（患者との続柄　　　　）
　　　　　　　　説明医師
　　　　　　　　緊急時連絡先（電話）

　　　ICT を利用して医師に報告する可能性がある看護師
　　　（※ 本説明の際、同席した看護師は□印にレをつけること）
　　　　　□　看護師
　　　　　□　看護師
　　　　　□　看護師

厚生労働省：情報通信機器（ICT）を利用した死亡診断等ガイドライン. 2017.

断書を交付することが可能。

- 死亡診断には原則として死後診察が必要。
- 医師法第21条による届け出が必要なのは、死体の外表を検査して異状がある場合。
- ICTによる死亡診断が導入されたが、現段階では範囲は限定的。

コラム　～死亡診断書の修正～

　死亡診断書に限りませんが、診断書の診断名を書き直してほしい、事実関係が異なるから修正してほしい、と要望する方は一定数いらっしゃいます。

　しかし、死亡診断書の「死因」の記載は、まさに医学的な判断ですので、前提となる事実が根本的に間違っていた、専門家の目から見て死亡時の判断が明らかに誤りであったなどの事態がなければ、死亡診断書を修正する、ということは考え難いと思われます。

　逆に、仮に家族の申し入れによるものであったとしても、医師が自らの考えと異なる内容の診断書を作成すると、虚偽診断書作成等の罪に問われることにもなりかねません。

　診断書やカルテの記載を修正するよう強硬に求めてくる患者さん・家族に対しては、非常に慎重に対応したほうがよい、というのが正直なところです。

8▶身寄りのない人の埋葬

脳梗塞で搬送され、入院していた80歳代の患者さんが死亡されました。しかし、血縁者がいるとの情報もなく、これまでに見舞いに来た人もいません。ご遺体はどうすればよいでしょうか。また死亡届はどうすればよいでしょうか。

1 はじめに

生涯独身であったり、配偶者に先立たれたりと、身寄りのない高齢者も増えてきました。実際、医療機関や介護施設でも、入院している患者・入所者が亡くなられたが、引き取り手がいない、死亡届を出す人すらいない、ということもまれではないでしょう。こうした場合、どのように対応するかを簡単に解説します。

2 原則

①▶ご遺体を埋葬又は火葬する人がいない場合、市町村長が埋葬又は火葬します。

②▶死亡届は戸籍法に基づき届出の義務を負う順序が決まっています。通常は親族が届け出ますが、同居の親族・同居人がいない場合、院長、施設長、理事長等が届出義務を負います。

❶身寄りがない場合の埋葬

　墓地、埋葬等に関する法律（以下、墓地埋葬法といいます）は第9条で埋葬等を行う者がいないとき、もしくは判明しないときには死亡地の市町村長が埋葬等を行うと定めていますが、実はそれ以外に誰が埋葬等の義務を負うのか、という定めはありません。逆に、埋葬等を行うことができる者の範囲にも特に制限はなされていません。

> **墓地埋葬法第9条第1項**
> 　死体の埋葬又は火葬を行う者がないとき又は判明しないときは、死亡地の市町村長が、これを行わなければならない。

　親族がいれば近しい親族が葬儀を執り行い、埋葬等を行うのが通常でしょうが、親族間にもさまざまな関係があると思われ、遺体の埋葬等という性質からいっても、誰が行うのか争ったり、これを法的義務として課すことは適切でないとの考慮もあったのかと思われます。

　なお、いわゆる「行き倒れ」（法律上は「行旅病人」「行旅死亡人」といいます）については、「行旅病人及行旅死亡人取扱法」という非常に古い法律があり、同法第7条で、行旅死亡人（氏名、住所、居所もわからない場合を含みます）がいた場合は、その所在地の市町村長が埋葬等の義務を負うとされています。

　医療機関としては、親族や親族以外のキーパーソンの連絡先が分かれば連絡をします。通常は状態が悪くなった際に前もって連絡し、

死亡に立ち会っていただくこととなります。

　死亡後にはご遺体の引き取りを誰がされるのか確認をしましょう。そのうえで、亡くなった患者さん・入所者さんの身寄りが分からない、（親族・知人はいるが）ご遺体の引き取り手がいない、といった場合には速やかに医療機関・介護施設所在地の市町村役場に連絡することとなります。医療機関・介護施設では当該患者さんの親族関係を調査する手段や権限はまったくないに等しいですが、地方自治体においては戸籍等から親族を探すことができます。

　なお、身寄りのない人を市町村長が火葬した場合、自治体ごとの定めに従い、一定期間お骨を保管したうえで合同納骨堂等にまとめて埋葬するなどされているようです。

　さらには、このような身寄りのない高齢者等の葬儀費用についても問題があり、生活保護の葬祭扶助が使えるのか否か、という点で国と地方自治体の間で争いがあります。

❷身寄りがない場合の死亡届

　人が死亡したら死亡を知ってから7日以内に死亡届を出さなければなりませんが（戸籍法第86条第1項）、この点については埋葬と異なり、義務を負う者の順序が決まっています。

　同居の親族、その他の同居者がいれば彼らが死亡届を出す義務を負いますので、それらの者に死亡診断書（もしくは検案書）を交付すれば足ります（ご存知のように死亡診断書・検案書の左側が死亡届になっています）。

　また、戸籍法第87条第2項で同居の親族以外の親族らもできますので、同居人がいない場合も通常はこの方式をとっているでしょう。残念ながら身寄りがない、連絡しても誰も看取りに来ないなどの事

態になった場合、親族の連絡先がわかっていれば死亡の事実を告げてご遺体の引き取りと死亡診断書等の受け取りを要請し、これを拒絶されたり、連絡先すら不明、というときには、市町村に相談することとなります（市町村で把握している親族がいれば連絡してもらう。身寄りがない、もしくは7日以内に調査できない場合には病院から死亡届を出すこととなるでしょう）。

戸籍法
第86条
第1項　死亡の届出は、届出義務者が、死亡の事実を知つた日から七日以内（国外で死亡があつたときは、その事実を知つた日から三箇月以内）に、これをしなければならない。

第87条
第1項　左の者は、その順序に従つて、死亡の届出をしなければならない。但し、順序にかかわらず届出をすることができる。
　第一　同居の親族
　第二　その他の同居者
　第三　家主、地主又は家屋若しくは土地の管理人
第2項　死亡の届出は、同居の親族以外の親族、後見人、保佐人、補助人及び任意後見人も、これをすることができる。

 4　まとめ

- ご遺体の引き取り手がないときは医療機関・介護施設所在地の市町村に相談しましょう。
- ご遺体を埋葬等する人がいない場合、市町村長が埋葬等をします。

- 同居の親族、その他の同居者の次の順位で病院長等が7日以内に死亡届を提出する義務を負います。
- 親族等が不明な場合も医療機関・介護施設所在地の市町村に相談しましょう。

コラム ～埋葬としての散骨～

この機に「散骨」について調べてみました。日本では墓地埋葬法がご遺体をどう弔うかについての定めをしていますが、そこでは埋葬方法につき「埋葬」（死体を土中に葬ること。いわゆる土葬です。法第2条第1項）と「火葬」（死体を葬るために、これを焼くこと。法第2条第2項）だけが定められています。ちなみに、2016年の統計では、総数135万5967のご遺体（死胎は除く）のうち、埋葬（土葬）はたったの128体で[1]、日本ではほとんどが火葬で埋葬されているようです。

そして、焼骨を埋蔵する施設としては「墳墓」もしくは「納骨堂」がありますが、墳墓を設ける墓地、納骨堂のいずれも都道府県知事の許可が必要です。

「散骨」は焼骨を砕いて海にまく方式が多いようですが、法律が認めた埋葬の方法ではないので、死体損壊等（死体遺棄）の罪（刑法第190条）に問われるリスクも存在するところです。実際に散骨事業を行う業者もあるようで、インターネットでも散見されます。

これに対しては、地方自治体によっては、独自に「ガイドライン」を定めているところもあります。「散骨」で有名なスポットになってしまい、逆に一般の観光客から敬遠されないかという「風評被害」を回避するための制限のように見えます。

このような現状では、日本での「散骨」はまさにグレーゾーンと言わざるを得ません。

---

1) 厚生労働省：平成28年度衛生行政報告例. 2017.

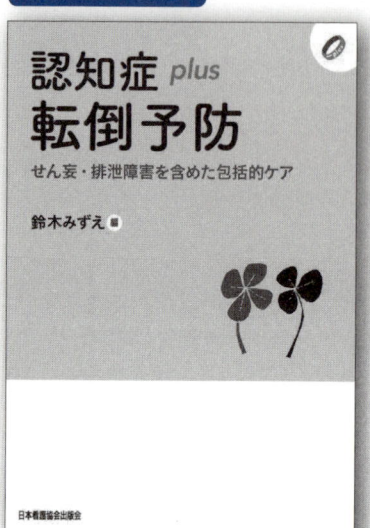
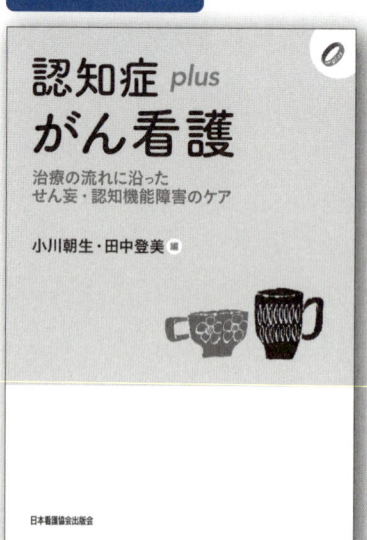

シリーズ03

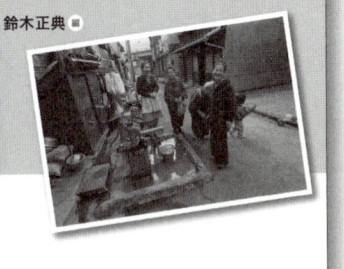

認知症 plus 回想法
別冊写真集で振り返る
あの頃の暮らし

編集：鈴木正典
●B5／122ページ＋別冊写真集44ページ
●定価（本体2,300円＋税）
2019年発行　ISBN 978-4-8180-2209-6

認知症予防に有効な"写真を用いた回想法"実践のコツがよくわかります！

本書は、高齢者ケア施設や地域で働く看護職や介護職、社会福祉協議会等で活動する方々向けに、写真を使った回想法の実践方法についてわかりやすく解説するガイドブックです。"回想を促すきっかけ"として活用できる写真21点（別冊写真集収載）と、会話を弾ませるコツ（具体的なシナリオ）なども紹介しています。地域の高齢者のための楽しい回想法を実践しましょう。

シリーズ04

認知症 plus 院内デイケア
生活機能の維持・回復を
目指す

編集：旭俊臣・坂本昌子・賀曽利裕
●B5／144ページ　●定価（本体2,300円＋税）
2019年発行　ISBN 978-4-8180-2210-2

**ヒントが見つかる！
院内デイケアの導入時のポイント・しくみづくり・実際**

認知機能の低下がみられる高齢入院患者を対象としたリハビリテーションの1つ、院内デイケアの進め方を紹介！　6病院の事例から、導入時のポイント・しくみづくり・院内デイケアの実際がよくわかります。これから院内デイケアに取り組もうとされている病院・施設や、取り組んでいるものの実践に悩んでいる病院・施設などで役立てていただける1冊です。

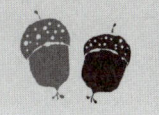

法律をテーマとした関連本

施設の患者・入所者とのトラブル対応指針

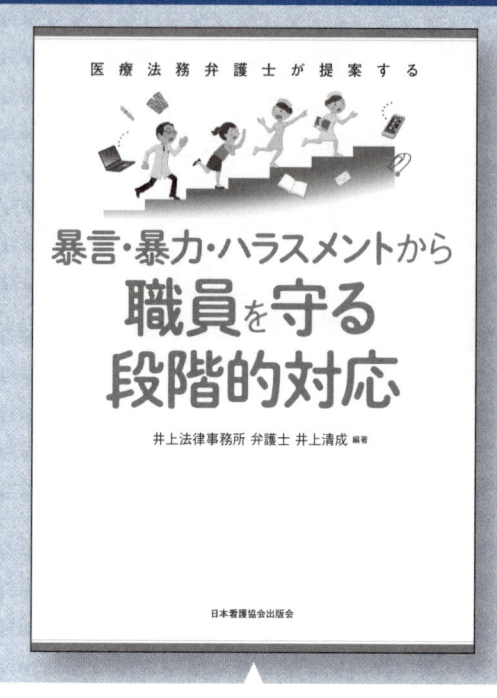

医療法務弁護士が提案する

暴言・暴力・ハラスメントから
職員を守る
段階的対応

井上法律事務所 弁護士 井上清成 編著

日本看護協会出版会

患者・家族・遺族から寄せられる意見の中身を見きわめ、
信頼関係を築く対処法をまとめました！

暴言・暴力・ハラスメントから
職員を守る
段階的対応

編著：井上法律事務所　弁護士　井上清成

●B5／204ページ
●定価（本体3,000円+税）
2017年発行
ISBN 978-4-8180-2033-7

ご注文に関するお問い合わせは
コールセンターまで▶▶
Tel. 0436-23-3271　Fax 0436-23-3272
ホームページ▶▶▶https://www.jnapc.co.jp
日本看護協会出版会

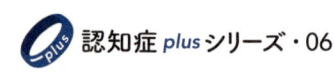

認知症 plus シリーズ・06

にんちしょうぷらすほうりつもんだい
認知症 plus 法律問題
こうれいしゃ　かぞく
高齢者と家族のゼミナール

2019年12月25日　第1版第1刷発行　　　　　　　〈検印省略〉

おぐらよしまさ　やまざきよしみつ
著●小倉純正・山崎祥光

発行●株式会社 日本看護協会出版会

〒150-0001　東京都渋谷区神宮前5-8-2　日本看護協会ビル4階
〈注文・問合せ/書店窓口〉Tel / 0436-23-3271　Fax / 0436-23-3272
〈編集〉Tel / 03-5319-7171
https://www.jnapc.co.jp

デザイン●大野リサ
表紙カバーイラスト●コーチはじめ
印刷●株式会社 フクイン

©2019 Printed in Japan　ISBN978-4-8180-2246-1